JN185663

死の虫

ツツガムシ病との闘い

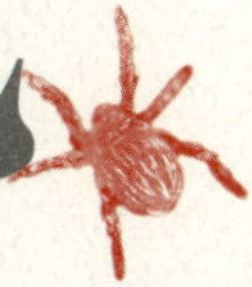

小林照幸
Kobayashi Teruyuki

中央公論新社

はじめに　聖徳太子の国書に書かれた「つつがなきや」

赤虫、毛谷、島虫

米どころ、と言えば、日本海に面する新潟、秋田、山形の３県を想起する人も多いだろう。夏、瑞々《みずみず》しい稲穂が広がる田園の風景は、瑞穂国《みずほのくに》という日本の美称の意味を教えてくれる。宅地や工場、郊外型の店舗なども所々に散見されるが、見渡す限りの水田の風景は、都会から訪れた人を圧倒する。

田園を支えるのは、新潟県は信濃川や阿賀野川、秋田県は雄物川、山形県は最上川など、わが国を代表する大河の豊かな水だ。

大河の支流が田園を縫いもする、それらの地を今、散策すると、大小さまざまのくすんだ祠《ほこら》、石碑、そして、地蔵が目に留まる。

古くは江戸時代に、新しいものは昭和時代の初めに建立されたものだ。

祠は木造の小さな観音開きのものもあるが、多くは石造で台座から屋根の頭頂部まで、大人の腰ほどの高さにも満たない。これらは小さくとも、ひとつのお宮であって、神社の末社として本《ほん》祠《し》から分神されたものもある。

こうした祠、石碑、地蔵は、農を生業とする村人や船頭、土地の有力者が金を出して建てた。

豊作を願って建立したものか？　それも正しいが、豊作以前の願いが彼らにはあった。

「村人が一人も欠けずに、実りの秋を迎えられますように」

と朝に夕に手を合わせて、無病息災を祈り、死者を供養するものでもあったのである。

これらの米どころでは、夏は、多くの農民が40度近い高熱に苦しめられ、意識を混濁させながら、死にゆく運命を強いられる死の季節であった。

命と引き換えに農作業に励んでいた史実は、それぞれの土地で語り継がれてきた。

今日、日常的に手を合わせる人は限られるが、一部の地区では、いったんは廃れかかった先人を偲ぶ慰霊祭を地区の年中行事に組み入れているところもある。

私たちが現在ここに暮らし、農業にも励めるのは、多くの先人の貴い犠牲のおかげである——と子や孫の世代に伝えている。

何が人々の命を奪っていたのか？

前述の祠、石碑には赤虫大明神、島虫神社、虫除《よけ》不動尊、毛谷《けだに》明神、ケダニのお堂コなど、地蔵にはケダニ地蔵、虫除地蔵など、地域それぞれに呼び名がある。

新潟では主に赤虫、島虫、秋田では毛ダニ、毛蝨《けだに》に加えて、虱蝨《しらみだに》、砂蝨《すなだに》、砂虱《すなじらみ》、さらには鬼《おに》刺《とげ》、山形では毛谷と記され、呼ばれてきた。

当時の人たちは知る由もなかったが、いずれも、ダニの一種であるツツガムシ、それも成虫ではなく幼虫がもたらす脅威であった。

ダニはツツガムシ科、ワクモ科、マダニ科などに分類され、一般的に成虫は0・2〜1ミリの大きさである。中でもチリダニ科のヒョウヒダニは、家屋内でも人間に吸着してアトピー性皮膚炎を引き起こすことで知られるが、新潟、秋田、山形の3県で命とりにもなる病気を引き起こしてきたのはツツガムシの幼虫である。

ツツガムシの幼虫は「死の虫」として、多くの人々の生命を奪ってきた。ツツガムシは漢字で恙虫と書き、ツツガムシの幼虫による病はツツガムシ病、恙虫病と総称される。

聖徳太子の国書と唱歌「故郷」

明治の半ばまで、恙虫病という言葉は医学者こそ使っても、新潟、秋田、山形の3県の有毒地の住民は使ってはいなかった。

だが、恙《つつが》と言えば、日本人にとって実はなじみが深い。607（推古天皇15）年、遣隋使の派遣にあたり、聖徳太子が小野妹子に持たせた国書の一文に次のようなものがある。

「日出處天子致書日没處天子無恙云云」

（日出ずる処の天子、書を日没する処の天子に致す。つつがなきや……）

隋の煬帝《ようだい》は、これを見て激怒したと伝わる。「天子」は中国では帝のみに使われる言葉であったこと、そして、中国を日が没する国とし、国力では格下の日本が大国の隋に対等な関係を求めたことに対してであった。

この国書の「つつがなきや」は、「ご健勝でありましょうか」「病気などに罹っておらず、お元気でしょうか」を意味するもの、と今日では考えられている。

日本では古来より、相手の無病、無事、憂いがないこと、を確認する言葉として「つつがなきや」は、ごく普通に使われていたらしい。つつが、とは病気、災難、憂いを表すのである。

明治期の医学者らが、恙虫という語を「病気を起こす虫」の意味で使い出したのは、言い得て妙だったとも言える。

いや、もしかしたら、夏になると多くの者が死ぬ恙という病について、大和時代、有毒地から遠く離れた奈良の都まで、その恐ろしさが伝わっていたと考えることも可能かもしれない。

1914（大正3）年、尋常小学唱歌のひとつに、「兎《うさぎ》追ひしかの山」の出だしから始まる「故郷《ふるさと》」が制定された。作詞・高野辰之、作曲・岡野貞一によるこの曲の2番の歌詞には、恙の語が使われた。

「如何《いか》にいます父母
恙なしや友がき
雨に風につけても
思ひいづる故郷」

ここでの「恙なしや」も、「友よ、病気などに見舞われておらずお元気ですか」の意で用いられたようだ。

作詞者の高野の出身地は、信州北部の長野県中野市。長野県北部は新潟県に隣接しているものの、同地ではツツガムシ病の発生は見られず、高野がツツガムシ病について具体的に知り、意識して作詞したとは考えにくい。

だが、唱歌に制定された当時はまさに、ツツガムシ病の研究が日本国内において本格化し、医学界を賑わしていた時期に合致する。

ツツガムシ病に関する新聞報道で、高野が恙の語に触れ、そこから「恙なしや」を思いついた可能性もないとは言えないだろう。

明治期、大正期に汽車による鉄道網が発達する以前、旅が徒歩によるものであった時代の旅人にとって、「恙なしや」「恙なく」は、安全な旅を意味する言葉に他ならなかったはずである。脚半にわらじ履きで、信濃川、阿賀野川、雄物川、最上川などを横切り、津軽や京都、大阪に向かう旅をした者の中にはこれら大河の近くでの滞在中、運悪く赤虫やケダニにやられ、旅の途中で落命した者もいたに違いない。

日本海に面する大河の流域にある、大小さまざまのくすんだ祠、石碑、地蔵は、彼ら旅人の名もなき墓でもある。

抗生物質による治療が戦後、確立されたが、現代においても、ツツガムシ病の脅威はなくなったわけではない。油断すれば、落命する危険性は十二分にある。知っていると知らないとでは、大違いなのだ。

ツツガムシ病の研究は、近代医学が日本に輸入された明治時代から幕を開ける。そして、1つの病気としての発見から病原体の特定まで、日本人の医学者によって行われた。

あらゆる苦労を重ね、危険にも直面しつつ、貴い犠牲の上に打ち立てられた世界の医学史上における金字塔である。

だが、どれほど流行地の住民が苦しめられたか、については、今や風化する一方である。

死の虫――ツツガムシ病との闘い　目次

はじめに　聖徳太子の国書に書かれた「つつがなきや」　1

赤虫、毛谷、島虫／聖徳太子の国書と唱歌「故郷」

第1章　明治時代――新潟県、秋田県の謎の熱病　15

死の匂い／助べえ虫、エロダニ／虫掘り医者／虫送り／毛谷明神、毛蝨大明神、島虫神社／恙虫病とつつがなきや／米百俵の長岡藩とツツガムシ病／西洋人医師の現地調査と洪水熱／病原体は悪い空気？／陸軍への陳情／北里柴三郎の参上／コッホの4原則とは／日本沙蝨病研究所／毛蝨大明神、ケダニ地蔵、ケダニのお堂コ／人体実験／寝台車の連結／虫医者／野ネズミの耳の中に／思わぬ微生物の発見／4つの研究拠点

第2章　大正時代――謎の熱病は山形県にも　73

新開病／北里柴三郎と福沢諭吉と大隈重信／病河原／毛谷医者と毛谷地蔵と松例祭／銀時計組／日記に決意表明／防虫白衣／「黒髪と　共に浮世の　欲を断ち」／ヴァルシャウ早きか、病原体早きか／顕微鏡で見えるか、見えないか／病理解剖への住民感情／原虫となす所のものは……／冬の有毒地にて／発疹チフスの猛威／新たな病原微生物の発見／ツツガムシの生活史／ツツガムシの新種発見／秋田での出会い／病原体はリケッチアか？／『蛍草』

第3章　昭和時代　戦前――病原体は新発見の微生物　139

ウサギによる累代培養とサル問題／研究室内での感染と殉職／学名命名騒動／殉職の悪夢が再び／恙虫病研究所、虫除不動尊／ワクチンの構想／精神科に協力を求める／秋田でのワクチン接種／熱帯衛生必携

第4章　昭和時代　戦後――治療薬の発見と日本各地の有毒地　173

新たな有毒地／インパール作戦とツツガムシ病／富士山麓でのツツガムシ病／学名命名論争の決着／治療薬、遂に発見さる／餌は蚊の卵／人知を超えた受精の方法／八丈デング／八丈島の居酒屋で／土佐のほっぱん／七島熱／全国調査の開始／赤い苔／ツツガムシ、〝息に感ず〟／沙蝨／古典型ツツガムシと新型ツツガムシ／カトー型、ギリアム型、カープ型／日本全国で感染例の報告

第5章　平成時代――科学と感染症　241

早期診断法の確立／有毒の家系と無毒の家系／学名の変更／感染症法の制定の中で／新たなダニの脅威／「つつがなき」「つつがなく」は変わらず

あとがき　261

主要参考文献　267

◉アカツツガムシ幼虫（未吸着）の電子顕微鏡写真

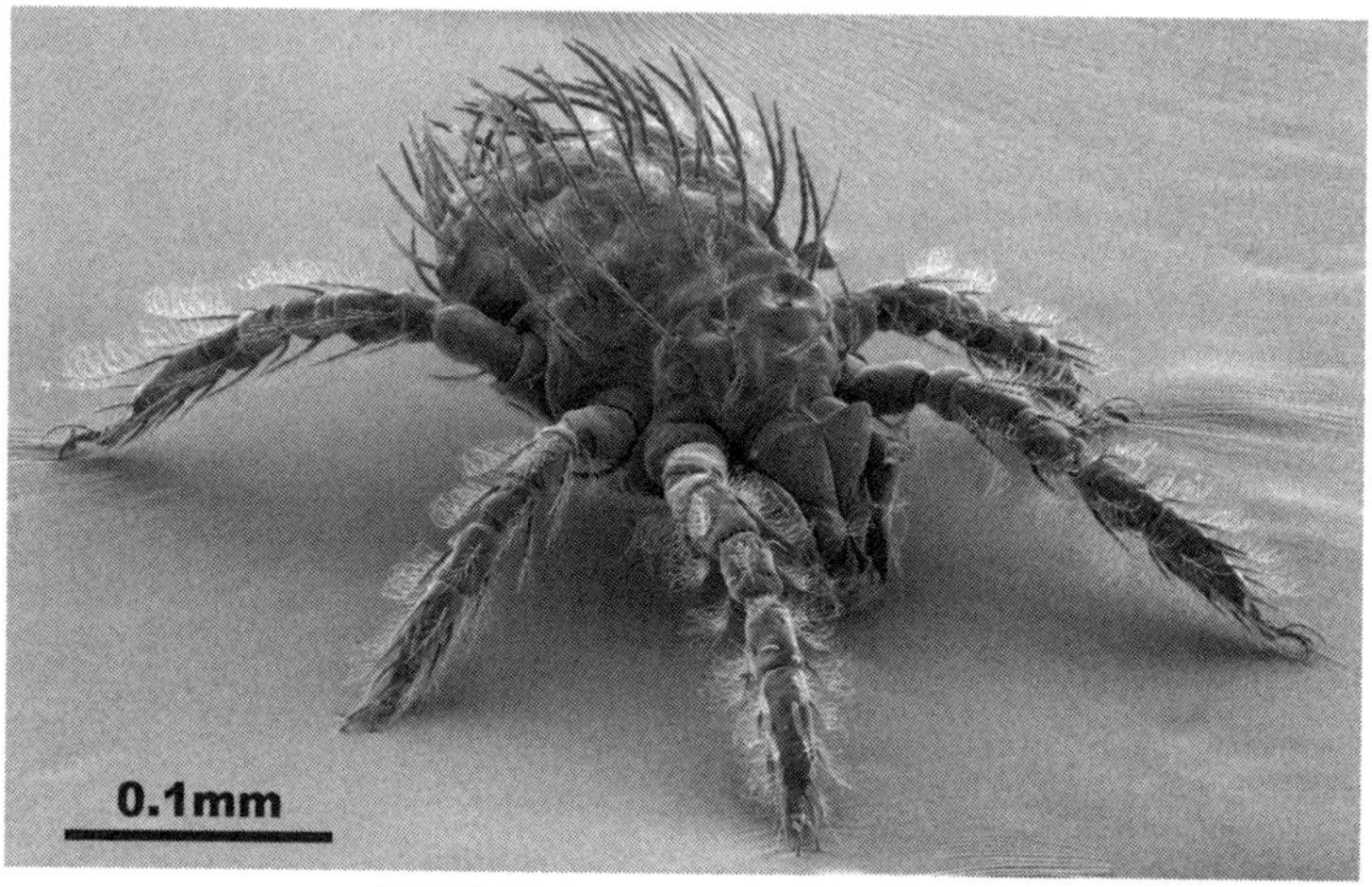

角坂照貴氏（愛知医科大学医学部感染・免疫学講座講師）撮影および提供

◉ツツガムシの生活史

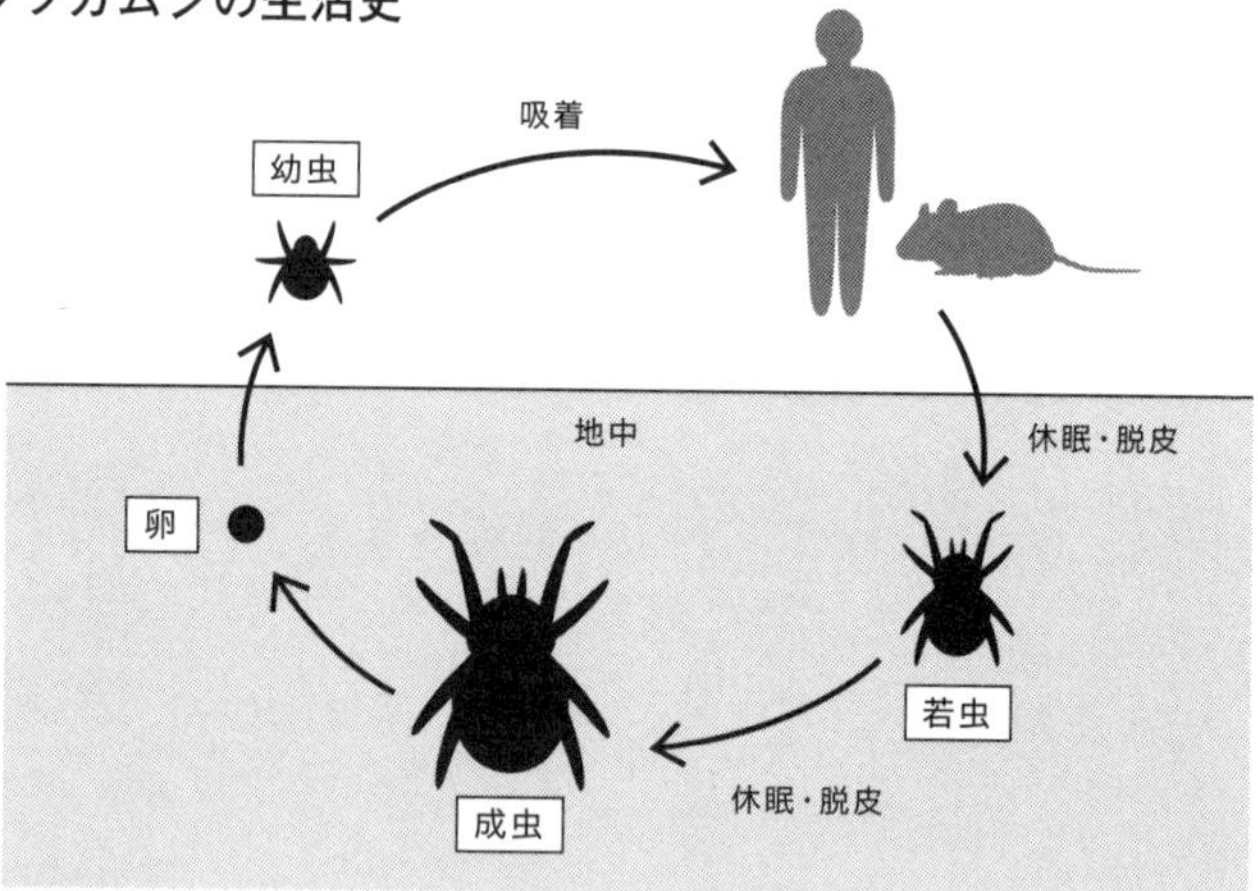

卵から孵化したツツガムシの幼虫は地表や草の上で動物を待ち構える。人間や野ネズミなどの皮膚にとりついて組織液を吸い（吸着）、満腹幼虫となったのち、地中で休眠に入り、若虫となる。休眠・脱皮をすることで、第１若虫→第２若虫→第３若虫という段階を経て、成虫となる。若虫と成虫は地中で生活し、小昆虫類などの土壌動物やそれらの卵などを餌としている。ツツガムシ病の病原体であるリケッチアを持っている幼虫が人間に吸着した場合のみ、感染・発病の可能性が生じる。幼虫が動物の組織液を吸うのは一生に一度だけである。　佐々学『恙虫と恙虫病』（医学書院　1956年）を参考に作成

◉ツツガムシ病の主要発生地（新潟、山形、秋田の３県のみ）

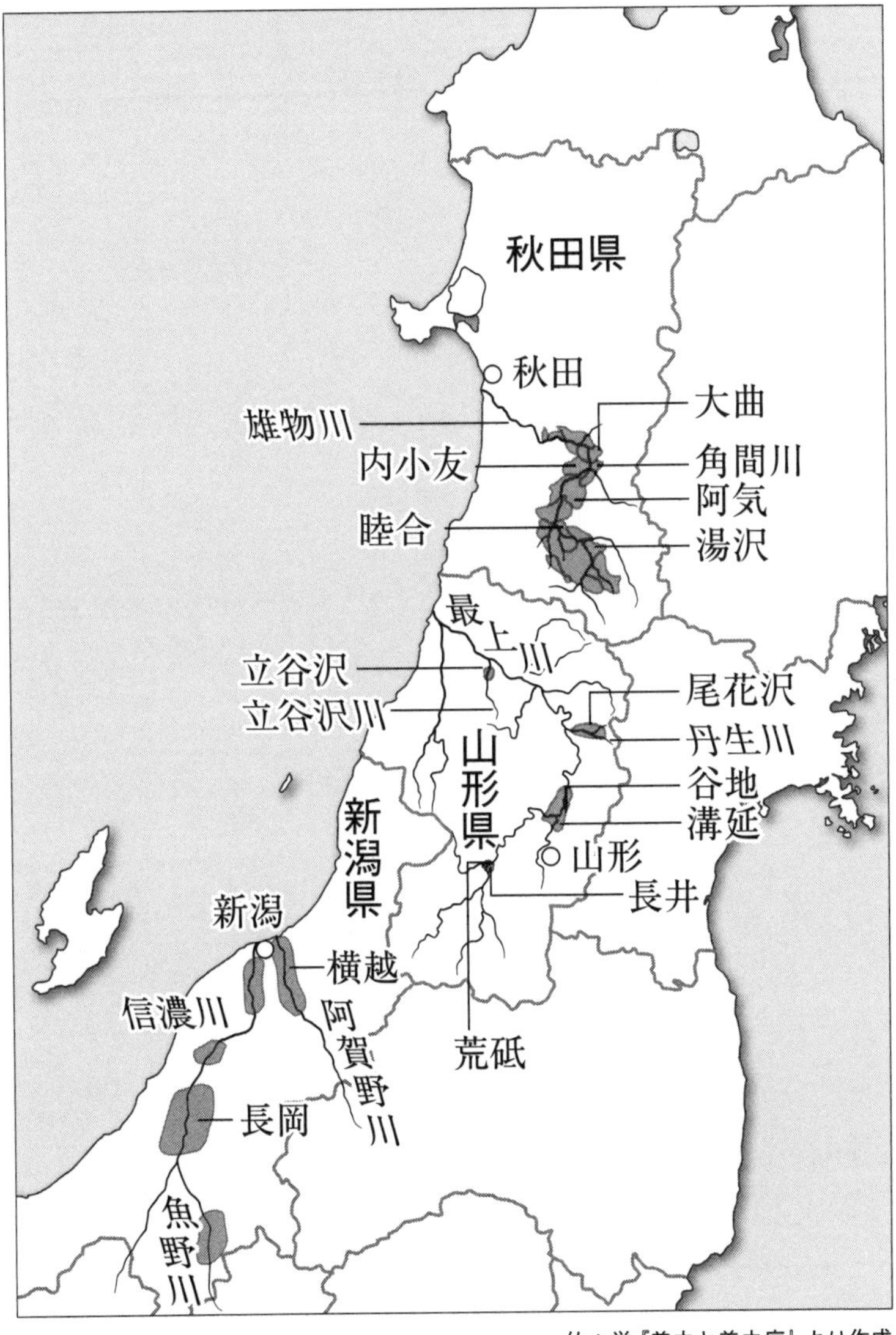

佐々学『恙虫と恙虫病』より作成

カバー、帯、扉写真撮影および提供／角坂照貴氏
（愛知医科大学医学部感染・免疫学講座講師）
地図作成／ケー・アイ・プランニング
装幀／中央公論新社デザイン室

死の虫——ツツガムシ病との闘い

第1章

明治時代

新潟県、秋田県の謎の熱病

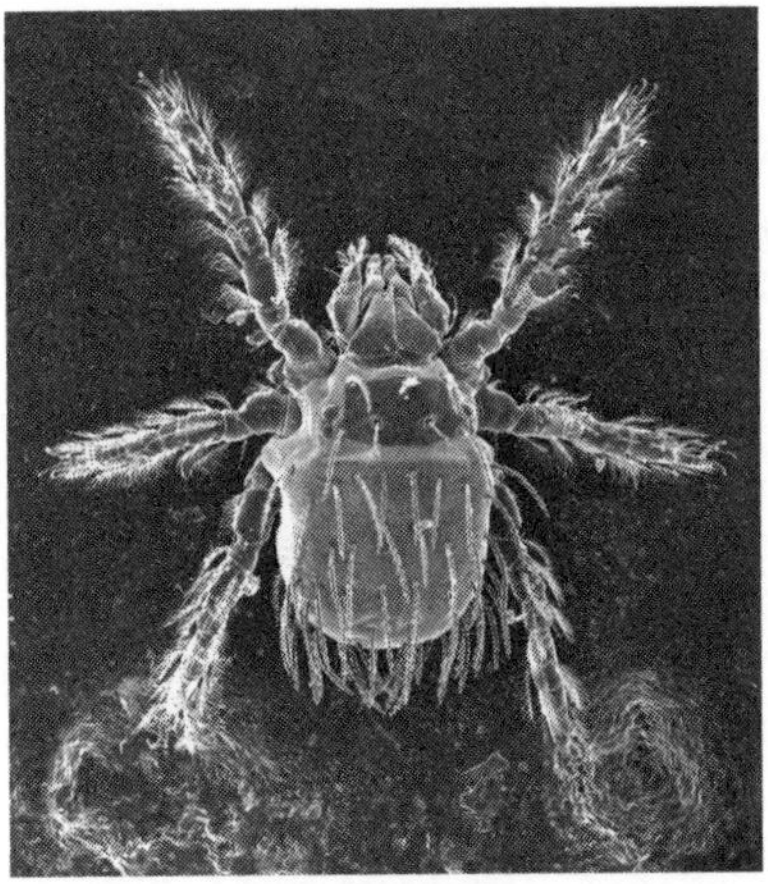

アカツツガムシの幼虫（未吸着）の電子顕微鏡写真
（国立感染症研究所提供）

死の匂い

村の広場から細く立ち昇った白い煙は風に乗り、垂れ始めた稲穂をなでながら、水田の中をゆっくり、ゆっくりと過ぎ去ってゆく。

一面の水田は今年も豊作は間違いないものの、煙が目の前を去っても、その匂いは水田の中に長くとどまる。

農作業の手を休め、村人は村の広場の方向を見やり、

（また、死んだか……）

と嘆き、

（次は自分の番かもしれない……）

と恐怖を覚えざるを得なかった。

村の広場の中央に集められた亡きがら。棺桶が黒い煙を上げて焼ける頃、今度は白けた煙が細く立ち昇ってくる。

人間の肉体は、まず、髪の毛から焼ける。髪の毛が焼けるときは、悪臭が漂う。しかし、その

時間はごくわずかである。

死体を見守る者は、鼻を刺激し、脳髄を麻痺させ、嘔吐を催させるこの匂いに悲しみを覚え、この村に生まれた因果を感じるのだった。

白い肌がどす黒く変色する。血液が焼け、肉が焼ける。匂いは微妙に瞬時、変わってゆく。亀が手足を引っ込めるかのように、頭、腕、足が次第に縮み、胴体に入り込むようにして燃えてゆく。

年端もゆかない子どもたちは、この匂いに耐えられない。何度も嘔吐を催し、その日と翌日は食べるものが喉を通らなくなる。

1900年前後の明治30年代半ば。

新潟県の横越《よこごし》村（旧・中蒲原《かんばら》郡横越村、現・新潟市江南区横越）では、一夏で棺桶が延べ30前後は必要になった。稲の穂が実り始める8月に死者は集中する。亡くなるのは子どもも含め老若男女問わず、農作業に携わる者たちだった。

横越村に人が住み始め、農作物を作り始めたのはいつ頃かはわからないが、これは昔から続く夏の宿命であった。

新潟県中北部、日本海に注ぐ阿賀野川と、新潟平野を流れる信濃川、そして、この2つの川を結ぶ人工河川の小《こ》阿賀野川に囲まれた亀田郷。横越村はそこにある農村の1つであった。

この地域は7月、8月は平均30度と涼しくはないが、米作りにはこの気候がありがたかった。冷害がまずないからだ。豊富な水のために日照りが続いても、問題はなかった。

横越村の米の収穫量は群を抜き、亀田郷の中心地となった。各農家の暮らしも、相応に豊かであった。

横越村の米は雪の恵みだった。毎年、3月の末、積もった雪がうららかな陽を浴びて、一斉に融け出し、洪水のようになる。それが、阿賀野川と小阿賀野川に流れ込むと堤防がないために、水が田畑を飲み込む。やがて水が引いたときには、土壌は滋養を得ているのである。

肥料を施さなくても、作物が実り、豊かな収穫量を約束してくれる。しかしながら、

「横越村の米は、生けにえの賜物だ。命と引き換えだからこそ、うまい米ができる」

などと村人は言っていた。

自分たちも、犠牲になる可能性が高い。それゆえ、

「毎年亡くなる者の霊魂が土地に還り、一家一族の生活を見守ってくれるからだ」

と穏やかには考えられなかった。

横越村での〝夏の風物詩〟が野辺送りなのである。

数年のうちに、幼子を遺して一家が全滅する憂き目にあった例もあった。

助べえ虫、エロダニ

村人の命を奪う原因は何なのか？　肉眼で辛うじて見えるかどうか、体長0・2ミリから0・3ミリほどの小さな虫が原因と村人は信じて疑わなかった。

横越村では、赤虫と呼んでいた。この呼び名は体の色が橙赤色《とうせき》、橙《だいだい》色がかった赤色であることからきている。草の茎や葉、石、岩などに何十匹、何百匹も固まっている場合、この色は鮮明に際立つ。

赤虫は、ダニと思しきものの幼虫であった。耕作中に、たびたび目に触れたり、身体に付着したり、刺されたりする中で、誰かが虫眼鏡で見たのだろう、赤虫の脚は3対の6本であった。ちなみにツツガムシの成虫は体色は同じく橙赤色で体長1ミリほど、脚は4対の8本である。

全身が長短さまざまな毛で覆われている幼虫の赤虫の形状は、いびつな8の字形とも言えるものだった。胴部はテントウムシのように肥えて丸いが、頭部は小さい。成虫は胴がくびれ、全身にはビロード状の毛が密生している。

農民は、6本脚の赤虫に背中や胸などを刺される。刺された直後はほとんど自覚しないが、刺されてから4、5時間も経過し、刺されたと思しき場所を意識して目を凝らして見ると、わずかな赤い発疹《はっしん》が1つできており、衣類でこすれて痛みを覚えることが多かった。棘が刺さったような不快感をイラ、イライラと言っていた。

ここからの所見は2つに分かれる。1つは、それ以上進行しない単なる虫刺されで終わること。もう1つは、この刺された痕が紅色に盛り上がった小さな発疹となり、2、3日後には水疱となることだ。水疱になって3日も経過すると、直径5、6ミリの膿が溜まった膿疱《のうほう》となる。

この状態の患部を、「刺し口」と呼んでいた。刺し口が形成されてから1週間、刺されてから2週間もすると、直径1センチ未満の黒褐色のかさぶたとなる。黒褐色は皮膚や筋肉が腐った壊《え》死《し》を示していた。

刺し口やかさぶたは、皮膚の柔らかい部分に見られることが多かった。臀《でん》部、背部、腹部、下腹部のみならず、脇の下、股の付け根の鼠蹊部、男性であれば睾丸、女性であれば乳房や外陰部などにも見られた。それゆえに「助べえ虫」「エロダニ」と呼ばれることも多かった。

厄介なことに自分では確認できない位置に生じていることが多く、また、衣類とのこすれもない部分は、痛みやかゆみなどの自覚症状を伴わないこともあった。睾丸を刺された男性であれば、それこそ、自らの陰嚢を持ち上げて家族に見てもらわねばならなかった。

入浴時や着替えのとき、このかさぶたが見つかると、本人はもちろん、一家、ひいて親戚筋まで恐怖のどん底に突き落とされる。死に至る可能性があるからだ。

イラ、イライラを感じても、刺し口やかさぶたができない場合は、何ら体調に変化は生じなかった。こちらの方が割合からすれば遥かに多い。

しかし、かさぶたができ、黒褐色となると、その頃から、全身の倦怠感、食欲不振、頭痛に襲われる。これらの症状が出るまでは潜伏期なのである。そして、全身の関節や筋肉が猛烈に痛み、下痢、発熱が起こり、かさぶたの周囲のリンパ節をはじめ全身のリンパ節が腫れて痛む。

ここからが本当の恐怖である。発熱は段階的に上昇し、全身に赤い発疹が見られるようになる。中でも、胸、腹、背中に多く見られ、ひどいものでは、発疹の部分が徐々に紫色に変化して内出血する場合もあり、「紫はしか」と呼ばれもした。

高熱の状態に至れば、最悪の場合、３日ないしは４日ほどで意識朦朧の中で死ぬ。死への恐怖が募るのだろう、床に臥しつつ、錯乱状態を呈する場合もあった。

4日、5日と過ぎ、1週間が経過して、熱が徐々に治まってくると、運よく死を免れることができた。この場合、本人はもちろん、家族、親戚の者は肚の底から喜んだ。助かった喜びと共に、一度かかると、再び刺し口ができても、発熱程度はあっても死なない、ということが経験則から伝えられてきたからだ。完全な免疫ではなくても、初めて罹る者に比べれば有利な面はあるようだった。

助かった者のかさぶたは、発熱が治まってから2週間ほどで健康な皮膚で覆われるが、瘢痕《はんこん》は残る。瘢痕は、死からの生還を意味する勲章であり、複数持っている者もいた。

また、インフルエンザのように、高熱に苦しむ者から家族や医師らがうつされて同様の症状を起こす、現代で言う二次感染は見られなかった。

信濃川中流にある古志郡（現・長岡市）の天神村、福田村では、赤虫の発生は怨霊によるもの、と信じられていた。川の中州には、洪水で流れ着いた牛、馬、犬、猫などの溺死体が砂に埋もれて安らかに眠っているが、開墾すると眠りを妨げられた彼らの怨霊が毒気となり、赤虫を発生させると人々は噂していた。

虫掘り医者

水田で赤虫に刺されることはない。

赤虫に刺される場所は、河原や中州の地表や草むらである。

河原には夏ともなれば、大人の背丈を優に超える葦《あし》が密生する。種々の雑草も生い茂る大草原となり、赤虫や蚊、ブヨなどの棲家ともなる。

堤防によって洪水の氾濫から守られている住居や農地のある側を堤内地と呼び、堤防に挟まれて水が流れ、河川敷のある側を堤外地と呼ぶ。

当時は、川沿いの堤外地と小舟で行き来する中州の、それぞれで開墾した畑で、一家が口にする食料を作るのを慣習としてきた。

米は領主、地主に納める大切な換金作物であり、収入源という点は明治以降も変わらなかった。農民らにとって豊年祭や正月の餅などで食べることはあっても、日常生活で口にすることはまず考えられなかった。

周辺の農村に比べて比較的豊かな横越村でも、そんな意識が強かった。

だから、赤虫がいることは承知の上で、雪融けの後、耕作地として滋養に富んだ堤外地を開墾し、畑を作り、桑を植える。秋、台風の接近による大雨で、春の洪水のようになる年はあっても、再び開墾をし、夏に作物の恵みを得た。

畑に水を撒くとき、川から水を汲む。必然的に、生い茂った河原の草むらを出入りすることになり、赤虫に刺される機会が増える。

また、牛馬の飼育のための雑草を河原で刈り取る。これを背中に担いだり、抱えたりして家に運ぶ。この秣《まぐさ》の中に赤虫が潜んでおり、運搬中に刺されたりする。家で牛馬に秣を与えるとき、手伝った子どもが赤虫に刺されることも珍しくはなかった。大人が魚を獲る、魚釣りをする、子どもが慰みに川遊びなどをする際にも、赤虫は襲いかかったに違いない。河原で野宿をしたり、涼を取ろうとした旅人も、例外ではなかっただろう。

川と川に挟まれた中州の三角州にも、赤虫は潜んでいた。畑があるためもあるが、小舟で三角州に渡る村人は少なくなかった。

というのも、ここが若い男女の逢引きの場となり、また、濁酒《どぶろく》の密造場所になっているからだった。赤虫に刺される危険性を理解してはいても、狭い集落においては人目に付かない絶好の場所として利用されていた。ここでも、赤虫は人間を待っていたかのように襲いかかり、衣類の隙間から入り込み、背中や大腿部、陰部などに散り、皮膚に食らいつくのである。

赤虫に刺されたとき、痛いとかかゆいとかの自覚症状はない。

ただ、刺されてから、4、5時間以上が経過すると、刺されたと思しき場所にかすかな赤い発疹がひとつできており、衣類でこすれて痛みを覚えることは多く、この痛みをイラ、イライラと言っていたのは前述の通りである。

高熱が出て、死に至る——農民は、赤虫そのものが体内に入り込み、体内を駆けずり回って死に至らしめるのだ、と信じて疑わなかった。

そのため、虫眼鏡と針を用いて、発疹の部分から虫をほじくり出す「虫掘り医者」「虫医者」と呼ばれる民間療法医もいた。イラ、イライラを感じたとき、彼ら〝お医者様〟を農民が訪ねて診療を乞えば、稀ながら、赤虫が取り出されることもあったと伝わっている。

いや、虫掘り医者、虫医者がいたからこそ、赤虫が体内を跳梁跋扈するという考え方が定着したのかもしれない。

もっとも、横越村以外の近隣の村に赤虫による死者が出ないか、と言えば、そうではなかった。横越村の野辺送りが飛び抜けて多い、ということであった。

原因はわかってはいるが、治療方法などは皆目わからなかった。

横越村としても、手をこまねいていたわけではない。毎年4月30日から5月1日、堤外地の七面島という場所にある七面堂で、七面様祭りという無病息災を願うささやかな祭りを執り行ってきた。ここには、毒虫鎮守七面大明神が祀ってあった。薬もない中、横越村の人々がすがるのは霊力、念力しかなかった。

七面様祭りの由来は、1835(天保6)年の夏、男女9人が赤虫により死亡した史実にさかのぼる。横越村と言っても広いが、平野部の川根という集落の妙泰寺という法華宗の流れを汲む寺があった。翌1936(天保7)年、村内の信徒が14代目の住職となる上人の日周に、毒虫退散の祈禱を懇願した。

「村人の信心が固ければ、3年間の供養で大願は成就するであろう」

日周はこのように村人に言い、赤虫の発生を抑えるべく、犠牲者が赤虫に襲われたと思しき現場を案内させて、それぞれの地に塔婆を立て、祈禱を行った。

信徒が日周を信頼したのは、身延山地の霊場である七面山で修行した経歴があり、余人が持ち得ぬ念力があると信じたからだった。

この年、赤虫による死亡者は一人も発生しなかった。村人の喜びは大きく、霊験の効果を実感し、身延山地の七面山から名付けられた阿賀野川の堤外地の七面島には七面堂が建立され、毒虫鎮守七面大明神が安置された。

七面堂に対する村人の思いは強く、七面様と呼ぶようにもなる。七面堂の本尊は、日周が下賜した木彫りの吉祥天女像である。七面堂は、1856（安政3）年の阿賀野川の洪水で流されたが、1876（明治9）年に再建された。

1835年の夏の死者9人は例年に比べて多いということから、日周に祈禱を依頼したのだが、赤虫はそんな人間のささやかな抵抗をあざ笑うように、1900年前後の明治30年代半ば、一夏に30人もの犠牲者を生むようになっていた。

「七面堂の再建をほったらかしにしていたバチが当たったのか」

後悔とも、反省とも受け取れる言葉が村人から漏れたようである。

ちなみに、七面堂は、1919（大正8）年に阿賀野川の堤防の大改修に伴い、沢海《そうみ》（現・新潟市江南区沢海）に移築され、現在に至っている。

虫送り

越後・新潟では、信濃川の中流域でも赤虫に苦しめられていた。

1879（明治12）年に行政区画として発足した旧・三島《さんとう》郡。信濃川の中流にあたり、川は現在の小千谷市、長岡市、燕市の一部を縫う形で流れているが、夏になると、ここでも赤虫によるものと同様の病気が流域の農民に見られた。

赤虫ではなく、島虫と呼ぶ地域もあった。

同じく1879年に行政区画として発足し、現在の南魚沼市、湯沢町などが含まれる信濃川中流の南魚沼郡、現在の三条市、長岡市、加茂市の一部などでは島虫と呼んでいた。

毎年、雪融けの水によって水没する信濃川の中州も、真夏には葦が大人の背丈ほどになる。流域の人々はその光景から、中州を島にたとえ、死をもたらす危険性があることで、島虫という名を付けて警戒したのだろう。

横越村で七面堂が建てられたように、各地に虫除け祈願のささやかな祠、石碑が建てられてゆく。古志郡の黒条村（現・長岡市槇下町）の信濃川沿いの堤外地には島虫神社と称される祠が、南魚沼郡（現・南魚沼市）の六日町には赤虫大明神の石碑が村人によって建立された。

阿賀野川の支流となる早出川が流れる中蒲原郡五泉《ごせん》町赤海《あこうみ》の善願《ぜんがん》集落（現・五泉市赤海善願）も毎夏、赤虫、島虫による被害を受けていた。

毎年6月24日、本格的な赤虫、島虫の発生を前に、無病息災の祈願と犠牲になった先人の供養を兼ねた「虫送り」と呼ぶ虫除け行事が、集落民総出で行われていた。その歴史は200年はあるとも言われるが、始まりがいつかは定かではない。言えることは、この善願集落では古《いにしえ》より犠牲者を出してきた、ということである。

善願集落内には早出川の本流と並行してその支流、新江川が流れている。新江川にかかる橋、天正川橋のたもとには祠があり、そこに虫地蔵と名付けられた小さな地蔵が安置されていた。「虫送り」ではまず、虫地蔵を集落内の諏訪神社に運び、庚申塔の前に安置する。次に、集落の老若男女が供え物をし、手を合わせる。山伏の親子がホラ貝を吹いて、祈禱供養をする中で、護摩木がくべられた浄火が焚かれる。

浄火が燃える中、虫地蔵が一人の集落の成人男性によっておんぶ紐で背負われる。子どもたちは五色の短冊を提げた竹を持つ。短冊には「毒虫退散祈願」と書かれている。文字の配置は、上から緑色の部分に「毒虫」、黄色の部分に「退」、赤色の部分に「散」、白色の部分に「祈」、青色の部分に「願」である。

虫地蔵を背負う者を先頭に、子どもたち、大人二人が肩にかついだ太鼓が続いて、行列が集落内を一周する。一同が、

「虫々送れ〜、佐渡送れ〜」

と歩きながら唱えると、ドン、ドンと太鼓が二度叩かれ、

「虫々送れ〜、佐渡送れ〜」

とまた唱え、太鼓がまた二度打ち鳴らされる。

これが繰り返され、集落内を一周するのである。太鼓の音を耳にし、家から飛び出て、列に加わり、練り歩く者もいる。

佐渡に虫を送れ、とは佐渡にとっては迷惑千万な話だが、この素朴な表現にこそ、村人の尋常ではない苦悩が反映されていた。唱和は祈願そのものである。ちなみに佐渡では赤虫、島虫の発

生は知られていなかった。

天正川橋の上で、虫地蔵を降ろし、お神酒をかける。そして、「毒虫退散祈願」が提げられた竹を橋の上から投げ、新江川に流す。再び、虫地蔵は背負われ、一同は、

「虫々送れ〜、佐渡送れ〜」

と唱え、太鼓も打ち鳴らされ、諏訪神社に戻る。

境内の浄火は既に消えかかっている。一同が見守る中、山伏が手錫杖を鳴らして梵唄《ぼんばい》による祈禱を唱え、素足による火渡りを行う。続いて集落の長、集落の者が一人一人、火渡りをする。幼い子どもは親に抱きかかえられての火渡りである。

橋の上から短冊を流すのが無病息災、火渡りが先人への供養を意味する。火渡りが終わって、虫地蔵は元の天正川橋のたもとの祠に戻されて、無事、「虫送り」は終了となる。

現在も、善願集落では「虫送り」が行われている。昭和時代までは集落は農業従事者が多く、平日でも6月24日という日にちが守られていたが、現在は会社や役場勤めの者も多くなり、また、集落内の子どもが減り、孫を連れての帰省者の協力も必要になったため、6月24日に最も近い日曜日に行っている。

集落では江戸時代後期からの歴史があると信じられ、祈禱供養を行う山伏の親子の家が先祖代々、「虫送り」に携わってきた。現在の親子は、25代と26代に当たる。

時代の経過と共に、風化への懸念が持たれる中でも、「虫送り」は継続されているが、「虫々送れ〜、佐渡送れ〜」の掛け声は、佐渡の島流しの歴史を揶揄している、との配慮から、現在は、

「虫々送れ〜、虫送れ〜」と改められている。また、天正川橋からの「毒虫退散祈願」の竹を投げる習慣も、今では五色の短冊のみを流すかたちに変わっている。２０１５（平成27）年には、「善願の虫送り」として五泉市の無形民俗文化財（風俗習慣）に指定された。

毛谷明神、毛蝨大明神、島虫神社

新潟県は１８８９（明治22）年、西洋医学で施術を行っている病院、開業医に対して、「赤虫、島虫による患者、死者の発生を県に届けるように命ずる」という要届出疾患の県令を発した。

届け出を可能ならしめたのは、同年に市町村制が発足したことである。その年、東京や大阪、横浜など全国39の地域が市になった。

赤虫、島虫による患者の発生地域は、有毒地と呼ばれた。

統計を把握する目的だけでなく、患者の治療とその後の対策として、夏場には有毒地に無料の仮診療所を設け、医師を派遣することも取り決めた。支流も含めた阿賀野川、信濃川という大河の堤外地の草むらに赤虫、島虫が棲息していることは、人々の口を通じて広まり、新潟県の各地では認識されていたに違いない。

そんな恐ろしい病気のある場所ならば、他所に移り住めばいい、という現代的な常識は通用しない。先祖代々の土地を守り抜くことこそ、各家の宿命であった。土地を離れての商売替えなど

新潟県の年度別ツツガムシ病患者数と死亡者数（1889〜1903）

	患者数	死亡者数
1889（明治22）年	65	11
1890（明治23）年	56	14
1891（明治24）年	73	13
1892（明治25）年	94	21
1893（明治26）年	61	16
1894（明治27）年	90	22
1895（明治28）年	77	21
1896（明治29）年	52	2
1897（明治30）年	4	0
1898（明治31）年	22	0
1899（明治32）年	48	9
1900（明治33）年	162	38
1901（明治34）年	211	38
1902（明治35）年	154	42
1903（明治36）年	222	57

佐々学『恙虫と恙虫病』（医学書院　1956年）より

は考えられなかったはずである。

１８９５（明治28）年の９月、南蒲原郡中之島村（現・長岡市中之島）の信濃川の堤外地に島虫神社が建立された。毎夏、当地で犠牲者が出ることから、村の有力者の９人が願主となり、犠牲者の供養と村人の安全を願って建立した。

台座の礎石はおよそ30センチ四方で、２本の竿石と石室が立てられ、屋根を被せたものだ。台座からの高さは70センチほどのささやかな石の祠で、祭神は大地主命《おおとこぬしのみこと》。石室にはお札が入れられた。長岡市中之島中条に現存するが、二度の移築を経ている。

新潟県が統計を取り始め、十年余で別掲のような数字を把握する。この中で死亡率は１８９５年と１９０２年の27％が最も高かった。

無料診療所には行かず、虫掘り医者、虫医者の診療を受けたが、なんら改善せずに死亡となった例もおそらくは相当数あったとは思われる。また、１８９７、98年の統計を見て、果たして広い新潟県下で死亡者が2年連続ゼロは信用に足るべき数字か、と考える者がいてもおかしくはない。それらを考慮しても、患者の発生数と死亡者数が初めて明らかとなったのは、対策を講じていく上で重要なことだった。

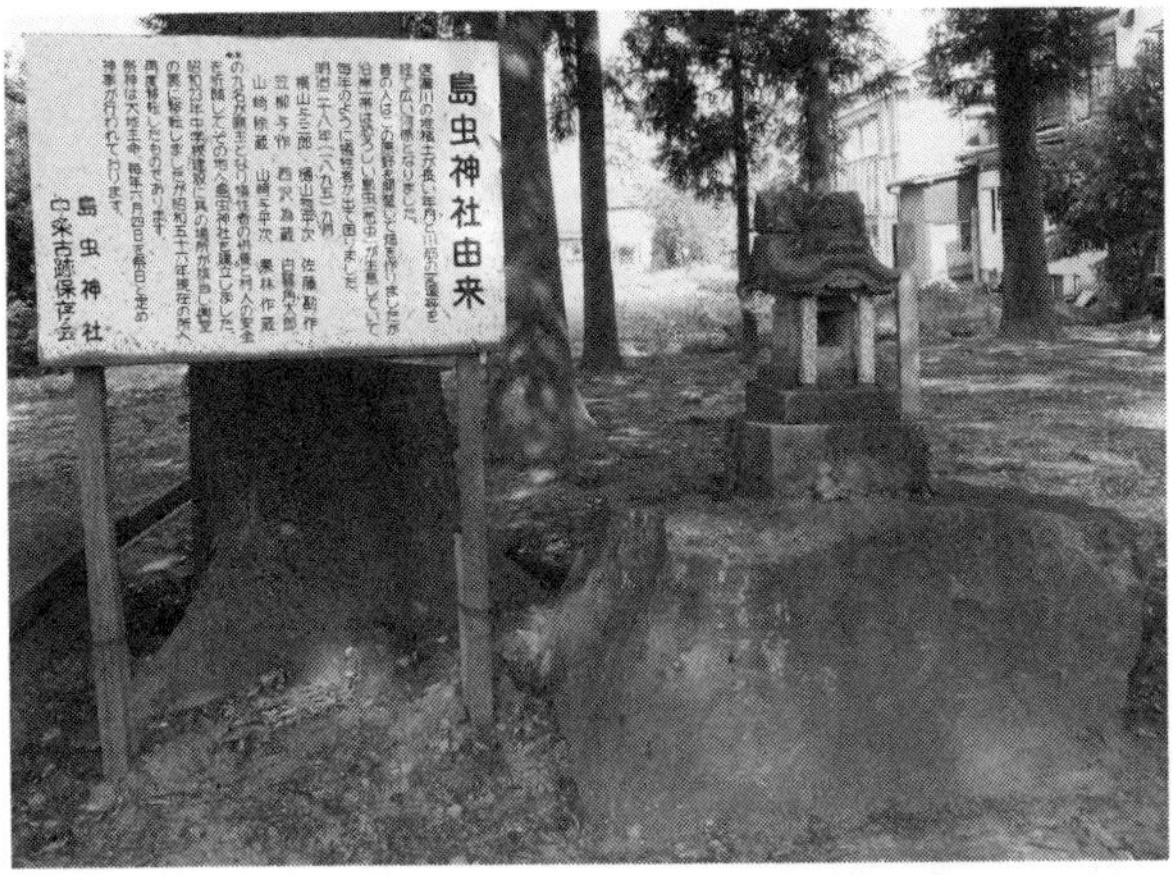

1895（明治28）年に建立の島虫神社（新潟県長岡市中之島中条　著者撮影）

死亡者が一桁にまで抑えられるようになったか、と安堵する医療関係者をあざ笑うように、赤虫、島虫が猛威を振るい出すのは、1900（明治33）年からであった。

横越村で一夏に棺桶が30は必要になったのは、まさに1900年前後、明治30年代半ばからだった。

恙虫病とつつがなきや

明治時代となり、近代医学が幕開けとなる中、西洋医学を学んだ医学者は赤虫、島虫と恐れられるこの風土病を「恙虫病」「ツツガムシ病」と呼ぶようになる。

恙虫病という言葉の由来については、ひとつの示唆を与える文献がある。
江戸時代の後期、1809（文化6）年に刊行された橋本伯寿の『断毒論』だ。

甲斐国の市川大門村（現・山梨県西八代郡市川三郷町）の代々医者の家に生まれた彼は、長崎に遊学し、蘭学を修めた。帰途、大村、天草を訪れ、痘瘡（天然痘）患者の厳重な隔離による避痘の効果を西洋医学の観点から確認した。

人から人に感染する病気を伯寿は「伝染病」と定義し、『断毒論』において痘瘡、麻疹《はしか》、梅毒などが伝染病の代表格であると記した。痘瘡の隔離策を提唱し、伝染病という病気の概念を唱えたのは日本の医学史上、画期的なことであった。

直ちに「伝染病」の用語が広く使われるようになったわけではなく、普及したのは1892（明治25）年に北里柴三郎が伝染病研究所を設立し、さらに1897（明治30）年、伝染病予防法が施行されてからである。同法は、伝染病の予防および伝染病患者に対する適正な医療の普及により、伝染病を社会的に防止することを目的として制定された。

ちなみに「感染」という言葉が医学書で最初に使われたのは、緒方洪庵が1849（嘉永2）年に著した『病学通論』である。伝染病を検証する中で、感染という言葉を使用したのだった。

『断毒論』には、信濃川の上流である犀川の水辺に「都々瓦」が発生しているという記述もある。恙ではなく都々瓦であるのは、当て字かどうかはわからない。

伝染病という言葉が初めて使われた『断毒論』は、医学上の文献においては初めてツツガムシ病について記載した文献となった、と考えられている。

607（推古天皇15）年、遣隋使派遣にあたり、聖徳太子が小野妹子に持たせた国書の一文に、

「日出處天子致書日没處天子無恙云云」

（日出ずる処の天子、書を日没する処の天子に致す。つつがなきや……）

とあり、「つつが」が病気を意味したことは、既に本書の冒頭で触れた。

ここから「病気を起こす虫」として医学者らが「恙虫」という語を当てたのは、橋本伯寿の「都々瓦」が多分に示唆を与えたと思われる。

米百俵の長岡藩とツツガムシ病

1897（明治30）年、1898（明治31）年と2年連続で新潟県のツツガムシ病による死者がゼロを記録したとき、雪国の医療関係者はおそらく、

「この病気に対する西洋医学による研究は着々と進んでいる。間もなく克服される」

という自信を抱いたに違いない。

新潟県のツツガムシ病は国内の医学者の注目を集めて久しく、県としても当時としてできる対策を20年来、講じてきたからである。

中でも、重要な役割を担っていたのが、新潟県は古志郡長岡坂ノ上町（現・長岡市）の長岡病院の院長である梛野直《なぎのただし》と、長岡出身で東京医学校（現・東京大学医学部）に在学していた川上清哉《かわかみせいさい》であった。

二人は、1877（明治10）年の夏に新潟県からの要請を受け、信濃川中流にある古志郡黒条村（現・長岡市黒津町）の願敬寺《がんきょうじ》に設けられた「恙虫病仮病舎」の担当医を命じられ、現地での疫学調査、患者の診察に当たった経験がある。

患者がツツガムシの被害にあった河畔を調査すると、自らもツツガムシの被害に遭遇する場合もある。発病した場合、死亡する可能性も高いが、川上は立ち向かう。

横越村の惨状は新潟県にも、梛野と川上の二人の耳にも入っていたが、長岡の近隣にも深刻な有毒地があったことは由々しき問題で、そこを何とかしなければということだったのだろう。

梛野と川上の両名が出会い、ツツガムシ病に取り組むことになった契機は、長岡藩の米百俵の逸話が関係している。

川上は1854（嘉永7）年生まれで、父は長岡藩の藩医であった。戊辰戦争において奥羽越列藩同盟（旧幕府側）に付いた長岡藩は、北越戦争とも呼ばれた局地戦で新政府軍に壊滅的な惨敗を喫し、石高を以前の3分の1に減らされた。

敗戦後の長岡藩において、文武総督に推挙された小林虎三郎は、時代に求められる学問の必要性を痛感し、優れた人材の育成を決意する。

小林は1869（明治2）年5月、幸いにも戦火を免れた四郎丸村（現・長岡市四郎丸）の昌福寺の本堂を間借りして、国漢学校の開校にこぎつけ、藩士の子弟の教育に着手した。

翌1870（明治3）年5月、長岡藩の窮状に対して同じ越後の三根山藩は見舞いとして、百俵の米を贈った。食料も不自由していた中、藩士は喜び、配給を待ちわびた。しかし、小林は米百俵を売却し、国漢学校に必要な書籍、器具の購入にあてた。

国漢学校には西洋の各学問を学ぶ洋学局、西洋医学を学ぶ医学局も設置され、町民や農民の子弟の入学も許された。

その国漢学校で秀才の誉を得たのが、東京医学校に進学した川上であり、国漢学校で川上に医学を教えたのが榊野であった。

1842（天保13）年、古志郡富曽亀《ふそき》村（現・長岡市）生まれの榊野は、11歳のとき長岡藩医の養子となっている。1860（安政7）年に江戸に出て、1862（文久2）年に大阪で緒方洪庵が創設した「適塾」に入門し、蘭学と西洋医学を学び、さらに幕府医学所教授からも蘭学の教えを受けた。

長岡藩の藩命により、1865（慶応元）年からは長崎に赴き、精得館でオランダ人の医師から近代西洋医学を学ぶ。1868（慶応4）年に帰郷し、国漢学校医学局で西洋医学と洋学を教え、1871（明治4）年から2年間、新潟病院に勤務。1873（明治6）年から東京医学校でドイツ医学を学び、同年に設立された長岡病院の初代院長として迎えられる。1874（明治7）年の佐賀の乱、1877（明治10）年の西南戦争では、いずれも軍医として活動した。特に、後者では大阪鎮台の軍医として負傷兵の治療に従事している。

川上の東京医学校への進学は榊野の指導もあればこそだが、それがツツガムシ病の研究において大きな転機ともなった。それは二人の西洋人医師との出会いがあったからだ。

西洋人医師の現地調査と洪水熱

一人は、セオバルド・パームという宣教師でもあるスコットランド人の医師、もう一人は、1876（明治9）年に東京医学校にドイツから招聘された内科医のエルウィン・フォン・ベルツである。

文明開化の花が開いていた1874（明治7）年5月にパームは来日し、翌1875（明治8）年、日本人の通訳を伴って新潟市内に教会兼診療所を開設。以後、8年余、新潟に滞在した。新潟の生活にも慣れた頃、県下に島虫が原因とされる奇妙な病気がある、と知らされ、1877（明治10）年の夏、長岡に出張し、長岡病院とその前年に置かれた「恙虫病仮病舎」を視察し、患者も診察した。

そのときの様子をパームは、翌1878（明治11）年に発行されたスコットランドの『エディンバラ医学雑誌（Edinburgh Medical Journal）』で「Some account of a disease called "Shima-mushi," or "Island-Insect disease," by the natives of Japan」（島虫または島虫病と日本の住民が呼ぶ病気について）と題して報告した。一節にはこうある。

「昨夏、私は、私の知るかぎり日本に特有な、文献にいまだ記載のない疾患を診察する機会を得た。この疾患はしかも、あるはっきり限定された区域で、1年のうちの限られた季節に発生する。（中略）毛筋ほどの小さな虫が病原虫である、と農民たちは言っていた」

多くの文献に照らし合わせても、どれにも一致しない疾患であることをパームは実感し、この論文はツツガムシ病について海外に初めて紹介した文献となった。

ベルツは27歳のとき、ドイツ医学の導入を目指した日本政府の招きにより来日を果たし、内科学と生理学の教師を務めることになった。来日の前年、ライプチヒ大学の附属病院に入院した日本人留学生を献身的に世話したが、この留学生の兄が文部省医務局長の相良知安だった。

その縁とベルツが東洋への強い関心を持っていたことで、2年の契約で来日した。ちなみに相良は長崎の精得館でオランダ医学を修めた蘭方医だが、明治政府にドイツ医学の採用を進言し、認められたことでも知られる。イギリス医学の採用を訴えていた西郷隆盛や山内容堂の意見は退けられた。

ベルツが来日した翌年、東京医学校は東京開成学校と合併して、東京帝国大学医学部となった。1881（明治14）年にベルツが最初に送り出した卒業生の中には、後の森鷗外こと19歳の森林太郎もいた。2年契約はおろか、ベルツは日本女性を妻とし、29年間の日本滞在で25年間にわたり教師を務め、臨床医としては明治天皇の侍医も拝命している。政府の関係者、皇族、華族と深い関係を築いたベルツは、医科大学名誉教師となった。

退職後は宮内省御用掛となり、日本滞在中の日記で構成した『ベルツの日記』では、外国人教師の目から当時の日本の政治や社会を鋭く検証した。皇太子、伊藤博文、岩倉具視、板垣退助、大隈重信らが患者として登場もしており、明治史の資料としても名高い。離日後、東大病院を見守る格好の胸像も建てられた。

基礎研究に基づく医学教育の重要性を教え、〝近代日本医学の父〟〝日本医学の近代化への橋渡しをした恩人〟との評価を得たベルツの業績には、温泉を医学に活用する温泉療法の基礎の確立もあったが、それ以外にも、寄生虫学という一研究分野を立て、研究を積み重ねてゆく方向性は日本の医学教育の革命となり、「日本の伝染病、感染症の研究はベルツに始まる」と言われるまでになった。

ベルツが寄生虫学に力を入れたのは、回虫や蟯《ぎょう》虫などが国民病と言われるほど日本人の間に蔓延しており、さらに日本の僻地に風土病と称されている寄生虫由来と考えられる病気が見られたからであった。

日本海に注ぐ新潟県下の河川の流域に、夏になると高熱を発し、全身に赤い発疹ができ、最悪の場合は死亡する風土病があることをベルツは収集した資料から知ったのか、あるいは在学していた川上がベルツに調査を依頼したのか、そのどちらが正しいかは不明だが、1878（明治11）年の7月10日から9月11日の夏季休暇を利用して、ベルツは自費で新潟県に滞在した。

川上を案内役として、ベルツは県下の信濃川流域を視察し、患者の診察を行った。これにはパームも同行した。その成果を含め、ベルツは翌1879（明治12）年にドイツで発行される、世界的な医学雑誌『ウィルヒョー雑誌（Archiv für pathologische Anatomie und Physiologie und für klinische Medicin)』に、およそ50ページに及ぶ論文を川上と共著で発表した。

同誌の創刊者の一人、ドイツ人のルドルフ・ウィルヒョー（1821〜1902年）は、白血病の命名者として知られ、「細胞は細胞から生まれる」という細胞病理学の創始者であり、また、政治家でもあった。
世界的な医学雑誌に掲載されたベルツと川上の論文は、「日本洪水熱」と題された。

病原体は悪い空気?

ベルツらは、夏になると高熱を発して落命する可能性もあるこの病気について新潟の農民たちが、「ある種のダニに刺されて起こる」「雪融けの水が洪水となって病気の原因となるダニの棲息する範囲が拡大されて発生する」と信じていることなどを考察した上で、洪水熱と名付けた。

ヨーロッパでは、秋に激しいかゆみを引き起こすダニの発生が知られていた。そのダニと洪水熱を比較検証したベルツの見解は、

「新潟の農民が指摘するように、ある種のダニが洪水熱を引き起こすとは信じがたい」

というものであった。

つまり、ダニが病原体とは認められない、病原体は他にあるはず、というわけである。

ダニそのものが体内に入り込み、体内を駆けずり回って死に至らしめる、という地元の農民の考え方、虫掘り医者、虫医者の存在を検討したが、それでも、ダニが原因とは思えぬ、と考えたのであろう。

30%を超える致死率の高い年も見られることから、それがダニによるものではなく、

「ウイルスをはじめ、何らかの別の病原体が原因なのではないか?」

とベルツが疑ったのは、当時の医学界の常識に照らし合わせれば、当然とも言うべきものだった。

だが、当時はコレラがコレラ菌によって発症すること、マラリアが蚊によって媒介されることすら、まだわかっていなかった。コレラ菌はローベルト・コッホが1883（明治16）年、インドにおいてコレラ菌を発見し、マラリアは1898（明治31）年にイギリスの内科医であり外科医でもあったロナルド・ロスが、マラリアの病原体となる原虫がハマダラカによって媒介されることを発見する。

ベルツが結論として出した、洪水熱ことツツガムシ病の病原体は「ミアズマ（Miasma）」であった。ギリシア語の*μιασμα*が語源で、汚染を意味するこの言葉は、日本語で「瘴気《しょうき》」と訳されていた。

マラリアが蚊によって媒介されることがわかるまで、マラリアも瘴気が原因と考えられていた。そもそもマラリア（malaria）とは、古いイタリア語のmala＝悪い、aria＝空気、の合成語である。マラリアは、ヨーロッパでは沼地の「悪い空気」が原因と考えられており、ベルツは洪水による堆積物から発生するガスと葦などが生い茂る河原の草むらが発する、湿り気も有した鼻を強く刺激する独特の空気を瘴気と呼んだのである。

マラリア同様に、その地域の風土が悪い空気を生み出していることが原因、とベルツは結論づけたのだった。

ベルツは、瘴気を抑制する対策として、有毒地でのユーカリの植樹を奨励した。

「ユーカリが雪国の気候に合わず、生育しなければ、キリの木を植樹し、瘴気の発生を防ぎ、木材の増産にも役立てるのが賢明である」

とも提言したが、これらが実践されたかは不明である。

現代であれば、コアラの主食とされるユーカリの木を植えるのか、となるが、一笑に付すことはできまい。それだけ、雪国を苦しめるこの病は得体の知れないものであったのだ。

陸軍への陳情

パームの報告が掲載された『エディンバラ医学雑誌』とベルツが論文を発表した『ウィルヒョー雑誌』では、後者の方が世界的な権威があった。パームはヨーロッパに初めて日本のツツガムシ病の存在を知らせ、ベルツはヨーロッパ以外の世界にも広く日本のツツガムシ病の存在を知らせる役を担った。

1877（明治10）年に創刊された医学誌『東京医事新誌』に、梛野と川上は、ベルツが視察を行った1878（明治11）年に単独で論文を発表している。

6月に刊行された同誌の第20号に、梛野が陸軍軍医総監に宛てた陸軍本病院の「恙虫病ニ関スル建議」が掲載された。新潟県のツツガムシ病に関して、これまでの取り組みを詳述し、郷里の惨状に対して、梛野は当局に対策を依頼している。この建議は近代医学的な観点からツツガムシ病を記した日本初の報告となった。病原体は未だ見えずとも、新潟県はツツガムシ病研究の発祥の地となったのだ。冒頭には次のようにある。

「新潟県越後国信濃川沿岸ノ新洲耕作ナスヘキ土地アリ殊ニ長岡ヨリ横越村ニ至ル凡里ノ間ニシテ、数年前ヨリ恙虫ノ甓毒ニ罹ル者数百名、之ガ為ニ失命スル者亦タ多キニ及ヒタリ、於是不肖直、五年来帰国ノ故ヲ以テ毎歳虫毒ノ蹤跡ヲ探索シ、且ツ県官ニ請求シテ其最甚キ村落ニ仮病院ヲ設ケ、外国医員ノ巡検ヲモ周旋セシカ、本年始メテ其形体ヲ発見セリ因テ既ニ図式ヲ作リ略説ヲ加エテ之ヲ本部ニ進呈セリ」

ツツガムシ病による被害を「甓毒」と記しているのは、最大級の恐怖を強調するものだ。文明開化の東京では想像すらつかない、風土病の深刻さの形容である。外国医員ノ巡検ヲモ周旋セシカ、の外国医員とはベルツである。

この陳情において最も重要な点は、毒虫に原因があり、それを初めて特定し、図説をはじめ、しかるべき資料を整えて当局に提出した、とあることだ。だが、それらがどのようなものであったかは明らかにされてはいない。今となってもまったくの不明である。

続く第21号で、川上は「新験毒虫考説」と題した自らの臨床経験に基づく論文を寄稿した。ここには死体解剖の所見も記された。

椰野は、翌1879（明治12）年1月に刊行された同誌の第41号で自らの臨床経験に基づき、病原体を考察した「恙虫研究病院報告概要」を寄稿している。ツツガムシ病は赤虫の存在が原因と有毒地の住民は指摘しているが、病原体が赤虫にあるとは考えられないと主張している。病原体は何であるかについては、治療法の冒頭で記している。

「一、改正治法　一種ノ瘴気ト見做シ他ノ熱病ノ如ク清潔安静ヲ命シ、……」

病原体は瘴気にある、とベルツと同様に考え、前述の陳情から意見を改めた。川上も続き、同年3月発行の『東京医事新誌』の第51号に「毒虫新検第二新考」を寄稿している。注目すべきは、この病気に対して「水損熱」と名付けた点である。

水損とは、水害によって、田畑はじめ民家が失われることを意味する。川上は、洪水によって赤虫の棲息域が拡大していると考えたのだった。

椰野と川上の論文は1878年、ベルツの『ウィルヒョー雑誌』の論文は1879年の発行で、発刊時期は椰野と川上のものがベルツよりも数ヵ月早い。

ツツガムシ病は論文を通じて、国内外の医療関係者の間で、日本の風土病として一気に知名度を得た。

同時に、多くの医学者にとって「われこそが病原体の解明を」という大志の対象ともなったのである。中でも、1887（明治20）年に長岡で川上病院を開業した川上は、1892（明治25）年の9月、信濃川中流の黒津村に川上病院出張所を開設する。ツツガムシ病の患者の診療を行い、病原体探しに躍起になったが、相手は手ごわかった。

北里柴三郎の参上

1892（明治25）年は、北里柴三郎がドイツから帰国した年である。帰国して間もなくの同年8月、北里は新潟県からの要請を受け、ツツガムシ病の現地調査を行っている。

ドイツ留学で画期的な発見を次々と成し遂げた北里の業績は、国内でも新聞によって広く知られ、国民の喝采を集めていた。

日本を代表する医学者となった〝世界の北里〟は本来、引っ張りだことなり、多忙であるはずであったが、なぜ、新潟に現地調査に出かける時間があったのか、という疑問も湧く。

生い立ちを含めて経緯を記しておく必要があろう。現在の熊本県出身の北里は、熊本の藩校「時習館」に学び、熊本医学校（現・熊本大学医学部）で医学を修めた後に上京し、東京医学校に入学している。

時の東京医学校の校長は、緒方洪庵の「適塾」出身の長与専斎《せんさい》であった。長与は現在の長崎県の大村出身で、同じ九州出身という間柄もあって、北里にとりわけ目を掛けた。

1883（明治16）年、北里は東京医学校から改組された東京大学を30歳で卒業し、内務省の衛生局に勤務する。同局の局長には長与が就任していた。長与が引っ張ったか、北里が師のもとで働くことを望んだのか――そのどちらもあるだろう。北里はここで、ドイツをはじめヨーロッパの先進国の医療制度と公衆衛生を研究する任務も負った。

その北里がドイツへの国費留学を命じられるのは、1885（明治18）年である。

生年は北里と同じ1853年だが、同郷者で東京医学校の先輩となる緒方正規《まさのり》が前年、ドイツへの国費留学から帰国し、東京大学医学部に衛生学教室を創設、その後、初代教授に就任すると共に、内務省衛生試験所でも研究を開始していた。当時、細菌学は衛生学に内包される学問であり、緒方は同大学医学部の初代の細菌学教授ともなった。

「日本医学史において、緒方正規は衛生学、細菌学の開祖」という評価は、今もって変わらない。

漢方医の父親を持った緒方は熊本医学校を経て、東京医学校に学んだ。卒業後はベルツの助手を経て、ドイツに留学する。そして、ライプチヒ大学、ミュンヘン大学などで衛生学、細菌学を学ぶ。ミュンヘン大学では、下水道の整備の重要性を唱え、「近代衛生学の父」と呼ばれたマックス・フォン・ペッテンコーファーに師事した。

当時、細菌学と言えば、ベルリン大学のローベルト・コッホの名が世界に轟いていた。結核菌、コレラ菌、炭疽菌の発見者であり、フランスのルイ・パスツールと共に、「近代細菌学の父」とされていた。

ドイツ留学中の緒方は、コッホの教えを受けるよう長与から指示されたが、コッホはコレラの調査でエジプトに出張中で、叶わなかった。コッホの弟子であり、ジフテリア菌発見者のフリードリヒ・レフラーの教えを受けた緒方は帰国後、北里のためにレフラー宛の紹介状を書く。北里はレフラーの面接を経て、コッホの門下生となった。ドイツ語の会話にも堪能であった北里は、コッホ門下生の中でもコッホから大きな信頼を得て、研究に専念できる環境を得た。

1889（明治22）年、北里は破傷風菌だけを取り出す破傷風菌純粋培養法を世界で初めて成功させた。翌1890（明治23）年には、破傷風の治療に寄与する破傷風菌の抗毒素を発見した。馬などの動物に少量ずつ菌を注射し、血液中の血清に抗体を創り出し、血清を人体に接種して治療を行う血清療法の基礎を打ち立てたのだ。

北里の研究は、同じくコッホ門下生で、ジフテリアを研究していたエミール・フォン・ベーリングに大きな影響を与えた。ベーリングは北里の研究にヒントを得て、ジフテリアの血清療法を発見する。その1890年、北里、ベーリングは連名で論文「動物におけるジフテリア免疫と破傷風免疫の成立」を発表し、世界の医学界を新たなステージに引き上げるのである。

ちなみに、ベーリングはその1週間後、単独で論文を発表し、1901（明治34）年に「血清療法、特にそのジフテリアへの適用に関する研究」で第1回ノーベル生理学・医学賞を受賞する。となれば、北里は幻のノーベル賞受賞者であるという見方も可能であろう。コッホは、1905（明治38）年に結核の研究により第5回ノーベル生理学・医学賞を受賞した。

血清療法の論文によって、北里にはヨーロッパ、アメリカの各研究所、大学から招聘が殺到した、という。当然であろう。魅力的な話もあったに違いないが、日本の医療への寄与を目的とした国費留学生の立場をわきまえていた北里は、招聘をすべて断り、帰国を選ぶ。

しかし、帰国にあたっては一大事が起こっていた。

コッホの4原則とは

世界的な名声を得て、帰国する北里に対して、大衆の視線は熱かったが、日本医学界の視線は冷たかったのである。

それは、脚気《かっけ》の原因に対する北里の見解であった。北里がコッホの門下生となれたのは、国費留学生という立場はあるにしても、同郷者で東大の先輩である緒方の力が大きかった。

当時、脚気の原因は何であるかは医学界でも大きな問題であった。現在でこそ、脚気はビタミンＢ１の欠乏症として知られているが、当時は世界の医学者が原因の究明に躍起となっていた。緒方は、脚気の原因について脚気菌という細菌の存在を唱えた。当然、日本の医学界で、緒方の見解に異を唱える者はいない。しかし、１人だけ異を唱えた者がいた。

「細菌とは考えられない」

このように断言した医学者がドイツ留学中の北里であったから、緒方はじめ東大の面々にとれば恩を仇で返された心境であっただろう。

もっとも、北里とて、ビタミンＢ１の欠乏が原因と見抜いたわけではなかった。だが、国際的な名声を獲得した北里の脚気菌の否定は、母校の東大、日本国内の第一線の医学者の間に「北里は恩知らずの輩」という批判の嵐を巻き起こした。

脚気菌の否定がなければ、東大教授として快く迎えられたはずだが、それでも北里は帰国した。浪人の立場となった北里の窮状を見かねた東大、内務省衛生局時代の師である長与は、適塾の塾頭としての先輩でもある慶応義塾を開校した福沢諭吉に相談した。

福沢は支援に乗り出し、東京市芝区（現・東京都港区芝公園）の芝公園の敷地に研究所を作り、北里を所長に迎える。帰国と同じ１８９２（明治25）年の11月30日、大日本私立衛生会附属伝染病研究所が創立され、北里は初代所長となった。

ここを拠点に北里はペスト菌を発見し、門下生と共にジフテリアの血清の試作を行った。また弟子の北島多一が奄美・沖縄に棲息する毒蛇ハブの抗毒素血清の試作を行うなど、日本における衛生行政の学問的な基礎を打ち立てることになる。

１８９９（明治32）年に同研究所は国に寄付され、内務省に移管して国立の研究所となった。同研究所の成果は目覚ましく、１９０５（明治38）年には、東京市芝区白金台町（現・東京都港区白金台）に新研究所が竣工する。総面積1万９０００坪弱の敷地に２９００坪以上の建物が立ち、世界の最先端の技術が集められることになった。

背景説明が長くなったが、つまるところ、新潟県が「世界の北里」に十分な調査費を提示して調査を依頼できたのは、北里がドイツから帰国し、伝染病研究所に身を置く間の浪人時代だったからだ。

北里が快く調査を引き受けたのには、ベルツも突き止められなかった日本洪水熱の正体を突き止めたいという情熱があったのは間違いない。

帰国早々の１８９２年の8月、北里は阿賀野川河畔の中蒲原郡の沢海村（現・新潟市江南区沢海）、巣本村（現・五泉市論瀬）で調査を行った。川上は北里の現地調査にあたり、村内の移動のための馬、実験動物として犬を提供するなどしている。

翌１８９３（明治26）年の8月、伝染病研究所の所長として北里は再び、新潟で調査に取り組んだ。北里は2例の患者の血液を精査し、1例の赤血球の中に微小体を発見した。その血液をニホンザルの皮内に注射すると、刺し口が形成されてから高熱が出て、リンパ腺が腫れ、人間と同じツツガムシ病の症状を呈した、という。

患者の赤血球内の微小体が正体と証明するには、当時の研究では常識となった、以下に掲げる「コッホの4原則」を満たさなければならない。

1　ある一定の病気に一定の微生物が見出されること（染色法）
2　見出された微生物を分離できること（培養）
3　分離した微生物をサルやマウス、犬など感受性のある動物に感染させて同じ病気の発生が見られること（動物実験）
4　実験動物の病巣部から同じ微生物が分離されること（分離特定）

2は、病気と微生物の因果関係を調べる上で不可欠なステップだ。見出された「一定の微生物」を菌種ごとに分離し、1種類ずつ純粋培養してからでないと、3に成功したところで、病原体の特定ができない。

21世紀の現代では最新鋭の機器を用いてのゲノム（遺伝子）検査により、「過去、学会で発表されていないゲノム」を見つけることができれば、その菌やウイルスが未知の病気の原因物質である可能性が一気に高まるものとなった。

北里の時代は、顕微鏡は光学性で、電子顕微鏡の登場すら想像できない時代であった。地道な作業を経るしかなかったが、北里が見出した微小体は2を満たすことができなかった。

既に患者の血液を注射することによって、ニホンザルへの感染に成功はしたが、2の分離の条件を満たしてはいないため、これでは病気を引き起こす細菌を特定することができない。

北里は同年、『東京医学会雑誌』に「恙虫病病体に就いて」を寄稿する。最終的に「プラスモディウム（*Plasmodium* マラリア原虫の学名）ではないか」と推測するにとどめざるを得なかった。

以後、北里自身が現地調査をして、ツツガムシ病に取り組んだ形跡はない。

１８９４（明治27）年6月にはペストが流行している香港に明治政府より派遣され、ペスト菌を発見する業績をあげ、帰国後は伝染病研究所の指導者としての激務に身も時間も割かねばならなくなったからである。

しかし、北里の門下生が新潟の現地調査に赴き、正体探しは継承された。

日本沙蝨病研究所

天下の北里をもってしても正体がつかめなかったという厳しい現実は、調査を依頼した新潟県にとってとても予想外で、無念であったのは容易に察しがつく。

北里が伝染病研究所の所長の立場で、新潟で2度目の調査を行ったのは、１８９３（明治26）年の8月であったが、その1ヵ月前の7月、長岡の川上は有志と共に「恙虫研究会」を設立していた。北里すら突き止められなかったツツガムシの正体を究める気持ちはさらに大きなものとなり、川上は同年10月、私財を投じて、同じ長岡に「私立新潟県恙虫研究所」を設立する。

この川上の心意気に新潟県も大きな期待をかけ、補助金の提供を決定した。顕微鏡をはじめ当時の最先端の研究資材も貸与する、という好条件で川上を支援したのだった。

川上に実子はおらず、養子を迎えた。その養子に医業はもちろんのこと、私立新潟県恙虫研究所の運営にも当たらせ、川上自身は細菌学の技術を修得するべく、同年の11月に上京して北里の門を叩き、指導を仰いでいる。ツツガムシ病の病原体は瘴気ではなく細菌ではなかろうか、と川上が思い信じ込んだ上での行動、と解釈できるだろう。

しかし、人生とは思うようにはいかないものである。1894(明治27)年4月、長岡は市街地の大半を焼失する大火に見舞われた。このとき、川上の私立新潟県恙虫研究所も全焼した。研究所を設立して、半年にも満たない中での悲劇であった。

川上に落ち度はないことから、新潟県は貸与していた研究資材の弁償を免除する、と川上に伝えた。しかしながら、結果的に川上の命運はここで尽きた。大火から1年後の翌1895(明治28)年4月、自宅で倒れ、そのまま息を引き取る。41歳の若さだった。死因は定かではないが、研究所焼失による失意が川上の心身を大きく狂わせたのであろう。

ところで、川上が「私立新潟県恙虫研究所」と、わざわざ〝研究所〟と銘打ったのには1つ理由があったように思われる。1892(明治25)年に設立された北里の大日本私立衛生会附属伝染病研究所にあやかったもの、と解釈するのは早計かもしれない。

では、なぜか。それを考えるにあたり、重要となるのは、くしくも伝染病研究所が設立された1892年から、『東京医学会雑誌』に「秋田県湯沢町　田中敬助」という開業医による毛蝨病《けだにびょう》に関する論文が散見されるようになったことである。

東京医学会とは、東大医学部の出身者、教授、学生らが1885（明治18）年に発足させた学会である。

田中は病原体を突き止めるべく、自宅の敷地内に私設の研究所として「日本沙蝨《さしつ》病研究所」を建てた。ドイツから取り寄せた顕微鏡、孵卵器、消毒器など、当時の細菌研究に必要な資材を揃えた上での船出であった。

川上が、私設研究所のヒントを田中の「日本沙蝨病研究所」から得たとしても不自然ではないだろう。その田中が、明治30年代からツツガムシ病の研究において重要な役割を果たす。

毛蝨大明神、ケダニ地蔵、ケダニのお堂コ

田中は、秋田県内における毛蝨病が新潟県のツツガムシ病と同症状を示していることを、近代医学の観点から初めて学会誌で報告する重要な役目を果たした。

秋田県内ではツツガムシについて、赤虫、島虫の呼び名はなく、ケダニの他、毛蝨、沙蝨、毛《け》蜱《だに》、虱蝨《しらみだに》、砂蝨《すなだに》、砂虱《すなじらみ》、鬼刺《おにとげ》といった表記があった。田中が研究所に沙蝨の名前を冠しつつも、毛蝨病の名で論文を発表したのは、毛蝨の呼び名が秋田県内では標準的ということもあったのだろう。

大曲町（現・大仙市）に毛蝨大明神の石碑が建立されていた。この病にかからぬように、ケダニが悪さをしないように、という庶民の祈りから建てられたものである。庶民の祈りは、雄物川

流域の川岸の「ケダニ地蔵」なる小さな地蔵や「ケダニのお堂コ」と呼ばれる祠にも現れていた。

毛蝨、ケダニには、計多仁という字が当てられることもある。

江戸時代、毛蝨の治療に当たっていた平鹿《ひらか》郡角間川村（現・大仙市角間川町）の大友玄圭（1770~1827年）がまとめ、秋田藩に提出した『計多仁《けだに》治験』という論文にその名が残る。大友は江戸で医学を修め、帰郷し、毛蝨の研究を始め、内服薬による治療を行い、多くの人々を救ったとされる。

秋田藩内で評判が高くなった大友だが、正式な医師の免状を持っておらず、秋田藩は直ちに試験を受けるよう命じた。これに対して、大友は『計多仁治験』を提出する。秋田藩は大友の功績を認め、試験を免除し、その後の医療活動を容認した。

丸薬の解熱剤と伝わる大友の内服薬が、どのような成分で、どのように調合されていたか、『計多仁治験』の内容などは現在まで不明である。内服薬の効能については、かさぶたができ、高熱に苦しめられた人が死の転帰を取らなかった中で、大友の薬を内服していたことを「薬のおかげ」と感謝した例は相当数あったのではないか、と考えられるだろう。

玄圭の子息である玄宰《げんしょう》も、父と同じ道を歩んだ。父が内服薬による治療を行ったのに対して、玄宰は三稜鍼切《さんりょうしんせつ》法、毛蟬掘りという外科的治療法を行った。刺された跡を切り開いて虫を取り出す、というものであった。また、二人は1819（文政2）年に、漢文による『沙蝨毒治験』の共著も発表しているが、その内容は不明である。

秋田では砂蝨、砂虱の言葉がよく使われる中で、田中が論文で研究所名にも冠した「沙蝨」を用いているのは、ツツガムシ病を研究する研究者に「なぜ砂ではなく、沙なのか？」という疑問を抱かせることにもなった。

これについては、後年に考証されることになる。

田中が日本沙蝨病研究所を構えた秋田県雄勝《おがち》郡の湯沢町（現・湯沢市）は、雄物川の上流にある。その湯沢町でも、古くから夏に毛蝨ことツツガムシ病の発生が知られていた。

田中は1862（文久2）年、湯沢内館（現・湯沢市内館町）に医師の二男として生まれた。田中家は、秋田藩主の佐竹氏の一門である湯沢佐竹氏の家臣の流れを汲んでいた。

1888（明治21）年に東大医学部を卒業し、翌年、湯沢に戻って開業し、雄勝郡聯合町村医を嘱託され、1890（明治23）年に公立横手病院の院長を兼任した。

以後、田中はこの地で酒やたばこは一切たしなまず、趣味は私財を投じた研究所での研究、という生活を送る。1892（明治25）年、30歳の田中は、帰郷してから毛蝨についてまとめた研究成果を持って、母校の衛生学教室の緒方を訪ねている。1ヵ月の滞在中に田中は東京医学会の例会で『秋田県の恙虫病』を発表し、

「新潟の日本洪水熱は秋田のケダニ病と同一である」

と症例から考察した。

『東京医学会雑誌』への寄稿も始まり、初の掲載は「日本洪水熱病原研究第一回報告」と題したものであった。この寄稿において田中は、

「ツツガムシ病をケダニ病と名付ける。地元住民が口にしているように、ケダニが媒介すること

で起こる病気である」

と強調し、以後、論文を発表してゆく。

田中に対する秋田県の信頼は厚く、１８９３（明治26）年の12月、秋田県議会は日本沙蝨病研究所の研究資材の購入も含めた１７７８円という研究調査費の支給を可決した。当時、巡査の初任給が基本給で８円、小学校の教員の初任給が基本給で７円の時代である。費用の支給は、秋田県におけるツツガムシ病克服のリーダーとして、また、疫学の責任者として行動して欲しい、という依頼と強い期待も含まれたものであった。

田中は期待に見事に応え、１８９４（明治27）年より、毎年、県衛生部に患者と死亡者の統計調査の結果を報告する。

別掲の統計のように死亡率は最大50％、最低は7％とバラつきはあるが、死に至る恐ろしい病気であることを、田中は秋田県において初めて具体的な数字をもって示した。

秋田県の年度別ツツガムシ病患者数と死亡者数（1894〜1898）

	患者数	死亡者数
1894（明治27）年	56	28
1895（明治28）年	97	11
1896（明治29）年	52	4
1897（明治30）年	83	8
1898（明治31）年	246	22

佐々学『恙虫と恙虫病』より

人体実験

その田中が、国内外の研究者から注目を集め、初期のツツガムシ病の研究に大きな貢献を果たすのは、１８９９（明治32）年だった。

「ケダニ病の原因および病因に就いて」と題した論文を、ドイツの医学雑誌『ドイツ中央医学雑誌』に寄稿した。

毛ダニ患者を検診し、毛ダニが媒介してこの病気が起こるという結論に至ったことや患者の症状など、これまでの研究成果を、4回にわたる連載で詳述したのである。

この論文が特筆すべきものであったのは、毛ダニ病とも呼ばれているツツガムシ病を媒介している毛ダニの顕微鏡によるスケッチの掲載である。後年になって、「スケッチには人為的な粉飾もあり、今日においてどのダニを示すのかは不明」という評価も下されたが、洋の東西におけるツツガムシ病の論文において、

「ツツガムシ病はダニの刺し口によって発病する。この病気を媒介するのはダニである」

と、毛ダニ媒介説を具体的に示したのは初めてとなった。

確かに、新潟県では赤虫や島虫と呼ばれているある種のダニがツツガムシ病に関係しているのではないか、とは農民の経験則と照らし合わせて考えられてはいたが、学問的な根拠はなかった。田中の場合、どのダニが、とダニの同定には至ってはいないものの、有毒地で開業し、多くの患者を診察し、患者に何らかのダニに刺されている共通性を見出していたことから、学問的な根拠を見つけ出したのである。

これだけでも、日本の学界に大きな衝撃を与えたが、加えて田中は、

「ダニによる日本のツツガムシ病は、ヨーロッパの一部で秋に人を刺して、激しいかゆみを起こすダニに似ている」

とも記し、ベルツの指摘に、はっきりと異を唱えた。

新潟県での現地調査も経て、ベルツは日本洪水熱とツツガムシ病について、「新潟の農民が指摘するように、ある種のダニが洪水熱を引き起こすとは信じがたい」と論文で記した。ヨーロッパでは、秋に激しいかゆみを引き起こすダニの発生が知られていた。それでもベルツは、洪水熱の場合はダニが病原体とは認められない、病原体は他にあるはずだ、という見解であった。

ベルツの所説を覆す大きなインパクトのある論文の裏付けとなったのは、毛ダニの患者が発生する地域の開業医としてのキャリアだ。この論文の発表前、病原体の正体に迫ろうと、驚くべき実験を田中が行っていたという逸話が今日に伝わっている。

毛ダニに刺され、毛ダニ病となった患者の血液を田中は採取して、一人の宿無し、現代でいうホームレスに注射したのである。この接種を了承させるにあたり、田中がどのような条件を提示したのかは今日ではまったく不明だが、彼は毛ダニ病を発症した。

発症後の経過については明らかになっていないが、田中はこの人体実験を論文にまとめ、『東京医学会雑誌』に提出した。

だが、論文審査の任に当たっていた緒方正規が、論文の掲載を許可せず、お蔵入りとなった。もし、死亡していたら田中とて、人権問題を意識し、提出はしなかっただろう。論文の内容は、発症はしたが、無事に回復した、というものであったと思われる。

田中の人体実験は、病原体こそ特定できてはいないが、コッホの4原則の3の「分離した微生物をサルやマウス、犬など感受性のある動物に感染させて同じ病気の発生が見られること」を満たす実験だったことになる。

有毒地で多くの患者の症例を積み重ねていた田中を、緒方は誇るべき卒業生の一人として見ていたはずである。死亡しなかったとしても、この人体実験という手法が公となると、東大医学部の衛生学教室のモラルが問われ、国内外に「日本は医学の発展のためには人体実験も是とする」という取り返しのつかない誤解を与えることになる。そうした事態を緒方は懸念したに違いない。

ところで、緒方は日清戦争の後、日本の領地となった台湾に１８９６（明治29）年、ペストが発生したことで現地入りした。台湾総督府を中心とする日本の統治体制が確立される中、日本の医療関係者、防疫関係者も台湾に多く赴いていた。

既に北里によってペスト菌が発見されていたが、ペストは単にペスト菌そのものが存在するだけで感染、流行するのではなく、ペスト菌に感染したネズミに吸着するノミを媒介として人間に感染して流行することを緒方は突き止めた。これは感染症の研究史においても、特筆すべき業績となった。

寝台車の連結

「ツツガムシ病はダニによって引き起こされる」

田中は、ドイツの雑誌でこのように発表した後も、精力的に毛ダニの研究に取り組み、１９０４（明治37）年までに、別掲のように統計をまとめ、秋田県の衛生部に提出した。

秋田県は平鹿郡の阿気村（現・横手市大雄）に「ケダニ地蔵尊」と名付けられた高さ1メートルを超える地蔵が安置されたのは、この1904年だった。ツツガムシ病で亡くなった人を弔い、ツツガムシ病がなくなることを願って、雄物川の川船の船頭をしていた手賀善兵衛の手によってつくられたものだった。現在もこのケダニ地蔵尊は残っている。横手市はかまくらで有名な豪雪地であり、ケダニ地蔵尊はプレハブの建物の中に安置されている。

1903（明治26）年までの新潟県の統計は既に示した通りであるが、患者数、死亡者数の統計は年によって差もあり、秋田県と新潟県のどちらが多いかは論じられない。

秋田県は研究、対策については県が田中を全面的に信頼して一任するに等しい体制を取ったのに対して、新潟県は北里の招聘のように県外に委託する場合もあれば、自ら積極的に研究に取り組む川上を支援する場合もあったように、県の力が大きかった。

新潟県では医師の有志による北越医学会が、無念のうちに死んだ川上の努力を無駄にしたくない、という思いもあって、県の一層の取り組みを促した。県議会もこの訴えを取り上げ、1904年より7年間にわたる北越医学会への調査費用の交付を決議した。

調査費用の交付によって、北越医学会の医師たちの独自調査を支援するだけではなく、研究者を公募する、あるい

秋田県の年度別ツツガムシ病患者数と死亡者数（1899～1904）

	患者数	死亡者数
1899（明治32）年	162	21
1900（明治33）年	132	39
1901（明治34）年	131	28
1902（明治35）年	98	19
1903（明治36）年	128	16
1904（明治37）年	182	15

佐々学『恙虫と恙虫病』より

は県外に調査を依頼するなどの施策を新潟県は進めた。現在の新潟大学医学部のルーツとなる官立新潟医学専門学校は、1910（明治43）年に開校することになるが、当時は県外の指導、協力を得ることが不可欠だったのである。

くしくも、1904年の新潟県におけるツツガムシ病による患者数は278人で死亡者は89人、死亡率32％を記録した。

これは新潟県のツツガムシ病の統計では、それまでで最大の患者数であった。ちなみに、死亡者が史上最大となるのは1917（大正6）年で、186人の患者が発生し、94人が死亡、このときの死亡率は51％だった。

新潟県は、北里の伝染病研究所が1899（明治32）年に内務省に移管し、国の機関となったことから、内務省を通じて伝染病研究所に協力を要請する。

奄美・沖縄に棲息する毒蛇ハブの抗毒素血清の開発に成功し、北里の一番弟子と言われた北島多一、動物実験に精通し、日本で初めて理学部出身で医学博士となった宮島幹之助、腸チフスの診断液を開発した浅川範彦らが1905（明治38）年より毎夏、新潟県に出張し、信濃川河畔の三島郡与板町（現・長岡市）の与板病院を拠点として調査を行った。伝染病研究所の現地調査は7年間にわたる。

こうなると、国内外の論文で注目され、しかも未だ病原体が不明のツツガムシ病、毛ダニ病に対して、東大医学部としても静観しているわけにはいかなくなる。

衛生学教室の緒方正規は1905年より毎夏、阿賀野川河畔の北蒲原郡安田村（現・阿賀野市）に3週間滞在し、助教授、研究室の研究医らと共に調査を開始する。

ベルツや、道は分かれたものの郷里も出身校も同じ北里は、共に新潟でツツガムシ病の現地調査にあたったが、病原体は突き止められなかった。

一方、北里一派に属さない後輩の田中が秋田で診療を行いながら、国内外の雑誌に成果を発表している。好むと好まざるとにかかわらず、遂に本格的に東大医学部が研究に着手するときが到来したのである。

虫医者

東京から新潟に行くための交通手段は当時、鉄道の場合、上野駅から高崎駅、横川駅、軽井沢駅、長野駅、直江津駅を経由して、新潟駅に向かう信越本線であった。緒方が東京、新潟を往復する場合、常に寝台車が特別に連結された、という。当時の東大医学部教授の社会的地位を物語るものであった。

寝台車付きの列車に乗っていたのは、人間だけではなかった。

医療器具、顕微鏡をはじめとした実験器具、モルモット、ウサギ（イエウサギ）、さらにニホンザルといった実験動物も乗っていた。さながら、研究室の移動であった。

新潟駅から信越本線の長岡行きに乗り換え、新津駅で下車し、馬車で安田村に向かう。新津駅で羽織袴の正装で出迎えたのは、安田村で常宿となる旅館・峯山屋の主人だった。峯山屋は、芸者も抱える当地一の旅館兼割烹であった。

研究は、同村の避病院の数室を研究室として借り受けて行われた。避病院とは、伝染病に罹患した者を隔離、収容するための病院である。ここでは、実験動物の飼育も行った。

東大の面々は朝、洋服に着替えて避病院に行き、夕方に旅館に戻るスケジュールをこなすが、研究活動は何より患者の診察に比重を置いた。患者や家族からできる限り、罹患した経緯を聴取し、把握することが、病原体特定の前提となる。

「東大の大先生が来られた！」

「東大のお医者様が来られた！」

安田村はもちろん、近隣では大変な話題となったことだろう。

旅館の主人を介して、緒方に診察を乞う者も当然現れた。

ツツガムシ病の患者も殺到し、避病院での診察、研究対象にも事欠かなかったかと思いきや、実際には緒方は地元の開業医に頭を下げ、患者を紹介してくれるよう依頼していた。

開業医といっても、漢方医も含まれる。安田村で漢方医というと、「虫医者孫四郎」の誉が高かった。虫掘り医者として知られていたが、マムシ、ネズミ、ブヨなどに咬まれた者、ハチ、アブ、毛虫の類に刺された者も頻繁に訪れた。農を生業とするこの地で、住民が健康を損なう何かしらの事態となった場合は、何を差しおいても虫医者孫四郎を訪ねる、という流れが地域社会にはあった。

虫医者孫四郎の本名は斎藤孫四郎。代々の医家で、21代目に当たる孫四郎は1864（元治元）年生まれで、このときは40歳過ぎだった。

緒方は郷に入れば郷に従えの言葉のごとく、虫医者孫四郎を立て、孫四郎のところに集まるツツガムシ病患者を診察する機会をもらい、知見を得てゆくことになる。

孫四郎の治療法は、刺されてから間もない場合は針先で虫を掘り出し、刺し口を消毒薬であるフェノール（石炭酸）で消毒するものだった。緒方ら一行にとっては、ツツガムシの刺し口とはどのようなものか、何例も目の当たりにできたのは大きな収穫となった。

野ネズミの耳の中に

この1905（明治38）年夏、新潟県知事は県下の医師に対して、

「ツツガムシ病の疑いのある患者の発生、死亡が確認された場合は、24時間以内に警察官に届け出ることを義務づける」

という旨を県令第25号として、届出制を敷いた。

1905年、1906（明治39）年の新潟県のツツガムシ病患者数、死亡者数は、別掲の通りであった。

さらに1907（明治40）年、新潟県知事は、

「ツツガムシ病の疑いのある患者の発生、死亡が確認された場合、24時間以内に警察官に届け出ることを怠った医師に対しては罰則を与える」

新潟県の年度別ツツガムシ病患者数と死亡者数（1904〜1906）

	患者数	死亡者数
1904（明治37）年	278	89
1905（明治38）年	125	27
1906（明治39）年	195	57

佐々学『恙虫と恙虫病』より

という旨を県令第60号として発令し、ツツガムシ病に対する取り組みの強化を図った。

年によって患者の発生数にバラつきがあるのは、相手が自然ゆえに仕方がないようにも思えるが、知事は、１９０４（明治37）年の患者数２７８人から、表のように2年連続１００人台の数字となった点が腑に落ちなかったのだろう。

罰則が追加された効果があったのか、１９０７年の新潟県のツツガムシ病患者の届け出は２５４人と増えた。死亡者数は72人であった。

１９０７年の夏から、北島率いる伝染病研究所の調査班は、信濃川河畔の三島郡与板町から阿賀野川河畔の中蒲原郡巣本村に陣地替えをした。

くしくも、巣本村は伝染病研究所の所長の北里が帰国早々の１８９２（明治25）年の8月に現地調査を行った場所のひとつであり、また、緒方率いる東大の研究班とは阿賀野川を挟んで、相対峙する格好となった。

この時点では、ツツガムシ病研究における成果と言えるのは、秋田の田中による毛ダニ媒介説ぐらいであった。

１９０８（明治41）年の6月、北里の招きにより、ドイツからコッホが初来日し、8月下旬まで日本に滞在した。北里の師匠でもある「世界の大コッホ」は、日本でも大歓迎を受けた。

8月は、新潟県にとってみれば、ツツガムシ病の発生が最も深刻視される時期に該当する。伝染病研究所を通じて、コッホの現地視察を新潟県は強く働きかけた。

コッホも関心を持ち、前向きに検討したらしいが、特別講演や鎌倉、伊勢神宮、厳島神社といった各地への訪問も滞在日程に含まれており、アメリカで開催される万国結核病学会への出席を控えた中で新潟行きは無理だった。

伝染病研究所、東大の両陣営とも確たる医学的成果を示す必要性に迫られていた中、田中に続く業績をあげたのは伝染病研究所であった。

コッホが来日を果たした1908年、宮島幹之助が、新潟で言うところの赤虫、島虫の幼虫は、有毒地の河川の草むら、田畑などに広く棲息する野ネズミに寄生し、宿主としている事実を、大量に採取した野ネズミの調査から明らかにした。

日本に棲息しているネズミは、家屋の内外、人の生活圏内で見られるクマネズミ、ドブネズミ、ハツカネズミなどのイエネズミが知られている。イエネズミに対し、主として山林、原野、耕地に棲むハタネズミ、アカネズミ、ヤチネズミなどは屋内に侵入せず、野ネズミと総称して呼ばれる。

宮島は、野ネズミの一種であるハタネズミを採集する際、ネズミ獲りで生きたまま捕獲するのではなく、パチンコと呼ばれる圧殺式捕鼠《そ》器を利用した。

そして、得られたネズミの耳の中にたくさんのツツガムシの幼虫がいることを確かめた。ネズミの細胞の組織液を吸って満腹し膨れ上がった無数のツツガムシの幼虫を耳からほじくり出し、実験材料として活用した。組織液は細胞に栄養を運ぶものである。

ハタネズミは背面は茶褐色か灰白色で尾が短い日本固有種で、成長したものでも尾を入れて20センチほどである。繁殖力は強く、ときに異常繁殖して農作物、森林に深刻な影響を与え、農民にとっては迷惑な存在でもある。

医学的な成果として、ハタネズミがツツガムシの幼虫の宿主となっていることはわかったが、病原体は突き止められなかった。

ただ、そのおかげで、対策らしきものを論じることが可能になったのは、一歩前進だった。つまり、野ネズミの駆除がツツガムシ病の予防となるのではないか、ということである。

しかし、これも難しい面があった。

野ネズミを駆除すれば、野ネズミに吸着するツツガムシの幼虫が減り、ツツガムシの幼虫が人間に襲い掛かる確率が高くなるのではないか、と考えられたからだ。

また、当時、農業では生石灰が殺虫剤としてもてはやされ、有毒地で散布すればツツガムシの幼虫、成虫を駆除できるのではないかとも言われた。

ただ、阿賀野川、信濃川の流域面積は日本屈指の広大さを誇る。お説はごもっともながら、どちらも到底、費用の面からも現実的ではなかった。

思わぬ微生物の発見

ツツガムシ病に関して、緒方正規率いる東大側はこれといった医学的業績をあげていたとは言い難かった。しかし、現地調査というフィールドワークは面白い。

それは、ネズミに咬まれてから1、2週間の潜伏期を経過してから発熱が起こる鼠咬症の原因となる病原体の候補を緒方が提起したことである。

緒方は虫医者孫四郎の所で、ネズミに咬まれた患者を何人か診る機会に恵まれた。彼らは熱が出て、農作業もできない体調不良ゆえ、やって来た。

ネズミに咬まれることで発症するとなれば、緒方が反射的に、

「ネズミに咬まれて感染する病原体は何か？」

と考えたのも当然だった。ネズミはペストの媒介もする公衆衛生学上、極めて重要な動物である。その点も含めて、緒方にすれば看過できなかったはずだ。

東京に戻り、緒方は野外で捕らえたネズミを実験室のモルモットに咬みつかせた。

緒方はモルモットの発熱を認め、採血する。血液中に糸状の菌糸を持つ糸状菌の存在を認め、学会に発表した。

糸状菌が果たして病原体なのか？　検証が行われた結果、緒方の直弟子である石原喜久太郎らによりスピロヘータという微生物が発見された。緒方が虫医者孫四郎の所で鼠咬症患者を診ていたからこそ鼠咬症スピロヘータは発見されるに至ったわけで、その過程は大きな意義があったのだ。

なお現代では、鼠咬症は人間も家畜も感染する人畜共通感染症のひとつとして位置づけられて

いるが、ネズミ同士では免疫があるらしく、発症しない。

１９１０（明治43）年10月、安田村からは最も近い駅として、馬下《まおろし》駅（現・新潟県五泉市）が開業して新津駅と結ばれた。安田村との距離は1里半（約6キロ）と近くなり、翌年から緒方は同駅を利用して、ここから馬車で安田村との間を往復することになる。

4つの研究拠点

１９０４（明治37）年から１９１０（明治43）年までの7年間に、新潟県が支出したツツガムシ病の研究費は、約1万８５４円であったという。

どれほどの金額であったか。１９０７（明治40）年の国家公務員（高等官）の初任給（基本給）は50円である。２０１４（平成26）年の大卒総合職の国家公務員の初任給は18万１２００円。単純計算で３６２４倍となる。これをひとつの物差しとするならば、新潟県がツツガムシ病研究に支出した7年間の予算は現代に換算すると約３９３３万円で、年平均約５６２万円の支出だった、と把握できようか。

新潟県としては病原体を突き止め、治療、予防の手段を確立することを願えばこその県費からの捻出であり、県民も期待したはずだったが、その期待は叶わなかった。

県、県民が次に期待を託した存在は、予算が支出された最終年の１９１０年4月に開校した官立新潟医学専門学校であった。現在の新潟大学医学部のルーツである。同年6月には附属医院も設置された。

1903（明治36）年、専門学校令の公布後、全県レベルで官立の医学専門学校の設立運動が展開された。新潟県が政府に強く働きかけを行った背景には、県費は積極的に支出しているものの、ツツガムシ病の病原体の特定には至っていない以上、自前で本格的な研究もできる体制を構築したい、ということもあっただろう。

政府も新潟県の要望に応え、1907年に設立を正式に決定した。ツツガムシ病の病原体の特定が最大の課題となっている中での開校だったが、基礎医学の教室すべてが最初から設置されていたわけではない。

病気の原因を科学的に追究する病理学教室が開設されたのは、開校から1年後の1911（明治44）年4月であった。

当時、東大の病理学教室の教授は、日本におけるガンの発生学の開祖と言われ、今日に至る日本病理学会を1911年に創立し、初代会長となった山極勝三郎だった。

山極は1915（大正4）年、ウサギの耳にコールタールの塗擦を3年余、継続することで皮膚ガンの発生に成功する。

これは、世界で初めて人工ガンを発生させた成功例として、国内外で高く評価され、後にノーベル生理学・医学賞の候補となった。

世界初の業績を打ち立てる4年前、山極は新潟医専の病理学教室の教授に川村麟也を推薦し、川村は着任した。

川村は1879（明治12）年、山梨県北巨摩《こま》郡志田村（現・甲斐市）生まれで、第一高等学校を経て、1906（明治39）年、東大医学部を卒業後、山極率いる病理学教室に入る。1908（明治41）年、ドイツとイギリスに留学、帰国した1911年に東大講師との兼任で、新潟医専の教授となった。当時の東大医学部出身者は、海外に留学してからの帰国後、教授に着任した。

新潟県は川村に、県の委託を受けた恙虫病研究員としての活動を要請し、川村も快諾した。東大、伝染病研究所の研究2拠点に続き、新潟医専の現地調査研究施設は南魚沼郡浦佐村（現・南魚沼市浦佐）にある信濃川の支流の魚野川沿いに設けられ、新潟県浦佐研究所と名付けられた。

新潟医専が開学し、優秀な経歴を持つ医学者を迎えたが、新潟県は念には念を入れる構えを見せ、県外からの恙虫病研究員を公募した。合格したのは、林直助という医学者だった。1906年より林は毎年夏、信濃川河畔の古志郡黒条村（現・長岡市黒津町）の願敬寺に一室を借り、ここを拠点に研究を進めることとなった。

願敬寺は、かつて棚野直と川上清哉が1877（明治10）年に新潟県からの要請を受け、担当医を務めた「恙虫病仮病舎」が設けられた寺である。

林は1871（明治4）年、岐阜県恵那郡（現・中津川市）生まれ。第一高等学校医学部（現・千葉大学医学部）を1897（明治30）年に卒業後、緒方率いる東大医学部衛生学教室に1年間籍を置いた。

その後、1901（明治34）年より京都帝国大学医科大学（現・京都大学医学部）の病理学教室で助手、1906年から愛知県立医学専門学校（現・名古屋大学医学部）の病理学の教諭となった。

明治末期、林のほかに、新潟県内には東大、伝染病研究所、新潟医専と、ツツガムシ病の研究拠点が4つあったことになる。

それは、当代一線級の研究者が取り組むも、最大の課題である病原体の確定には至らない、手詰まりの状況を意味してもいた。

日本病理学会はじめ各学会では東大、伝染病研究所、新潟医専、愛知県立医専の各研究者が持論を展開して、激しく火花を散らした。

病原体の特定は、多くの農民が安心して農作業に励めるような治療法の開発につながるが、何より最初に病原体を発見した者の名前は、医学史に燦然と輝くものとして永遠に残る。

各面々は個人のみならず、所属する研究室の面子も賭け、殉職する可能性もある夏季の現地調査にためらいもなく赴いたのである。

ツツガムシの病原体の正体は謎に包まれたまま、時代は明治年間を終え、大正年間を迎えようとしていた。

新潟の新津駅と新発田駅を結ぶ国鉄（現・JR東日本）の新発田線において、1912（大正元）年、新津駅と京ケ瀬駅の区間に阿賀野川を跨ぐ阿賀野川鉄橋が開通した。

当時全国最長（現在は第10位）の1229メートルの長さを誇る鉄橋で、完成まで3年余の歳月を費やした。

河原の草原は濃厚なツツガムシの有毒地であり、工事上の難題だったが、定期的に河原に石油を散布して一帯を焼き切る消毒法が選択された。

第2章

大正時代

謎の熱病は山形県にも

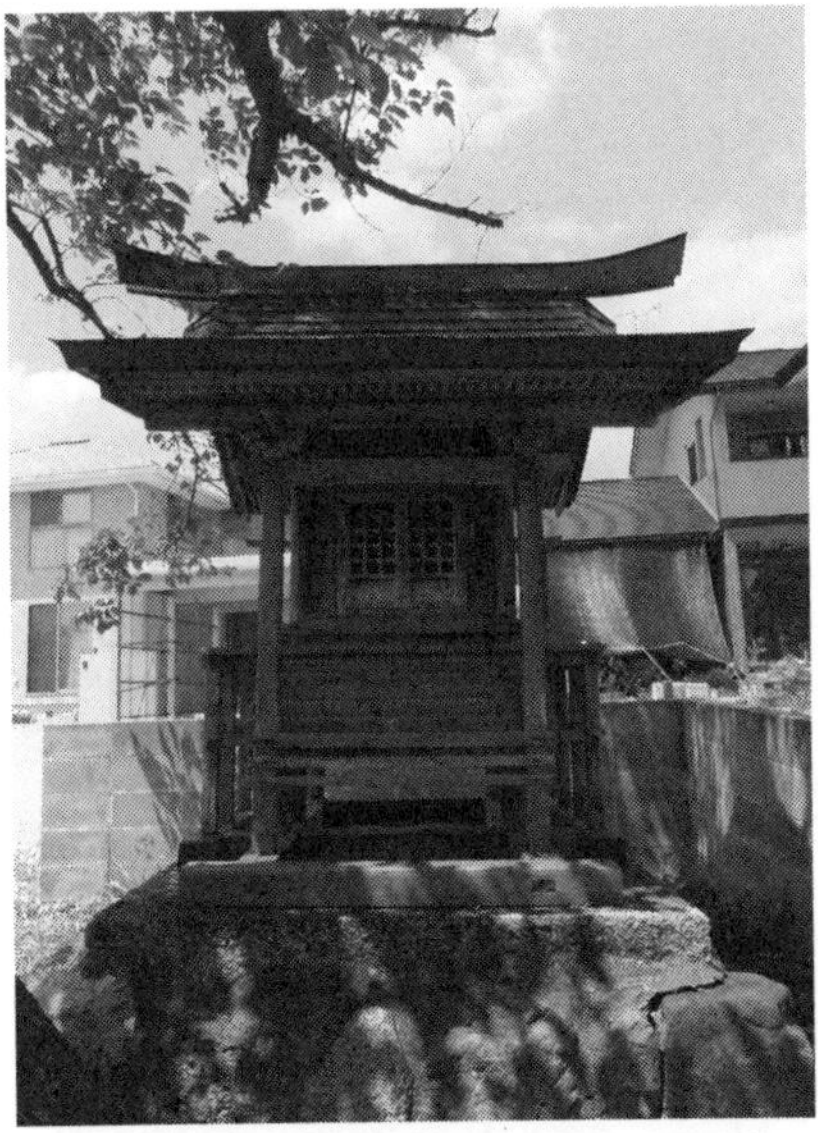

山形県西置賜郡白鷹町荒砥の毛谷明神の祠
1860（万延元）年建立で1972（昭和47）年改築（著者撮影）

新開病

「五月雨をあつめて早し最上川」

江戸時代の俳聖・松尾芭蕉が詠んだ句である。山形県の最上川は、富士川、球磨川と並び、日本三大急流の河川として知られる。五月雨は、旧暦の5月に集中的に降る雨。現代では梅雨に相当する。江戸で大川と呼ばれ、ゆったりとした流れの隅田川を見ていた芭蕉には、梅雨によって増水した最上川の急流はさぞ驚きであっただろう。

その山形県では、明治末期から新潟県、秋田県のツツガムシ病に似た病気の存在が問題視されはじめた。

1908（明治41）年頃より、毎夏、最上川の中流域、山形県の穀倉地帯である山形盆地の西部に位置する西村山郡谷地《やち》町（現・西村山郡河北町谷地）の中州を開墾する農民の中に、発疹を呈し、熱病で死ぬ者が現れていた。

五月雨の季節が一区切りついた後、人々は中州を開墾する。そこで原因不明の熱病が発生し、新たな開墾がもたらした病気であることから、「新開病」と名付けられていた。

1859（安政6）年生まれの眼科専門医の長登《ながと》廣治《こうじ》は、1889（明治22）年に谷地で開業した。1908年の9月7日に、高熱を発し、全身に赤い発疹のある意識朦朧の患者が運ばれてきた。長登は腸チフスを疑い、谷地の町立の避病院に収容した。腸チフスは伝染病として扱わねばならない。

腸チフスは、サルモネラの一種であるチフス菌によって引き起こされる感染症だ。高熱と共に、腹部や胸部に現れるバラ疹（薔薇疹）と呼ばれるピンク色の斑点が典型症状である。

運びこまれた患者は既に手の施しようがなく、翌8日に死亡した。しかし、同様の患者はその後も現れ、谷地町の医師たちは「腸チフスではない、これまでにない病気に間違いない」と確信し、命名者は不明ながら「新開病」と名付けられたのである。

長登ら医師は、谷地町と山形県の当局に新開病の対策を強く申し入れたが、山形県が動いたのは大正時代に入ってからだった。

こんな出来事もあった。1910（明治43）年か1911（明治44）年の夏と伝わるが、谷地出身で大阪府立高等医学校（現・大阪大学医学部）の渡部治賛《はるよし》という医学生が帰省し、新開病の患者に接する機会があった。渡部は、

「新開病は腸チフスではなかろう。新潟、秋田で発生しているツツガムシ病ではないか」

と述べたのである。長登ら地元の医師にとって、ツツガムシ病の可能性があることは大変な衝撃だった。病原体が不明であるゆえに、治療法もないからである。

1913（大正2）年の8月上旬、新開地に出入りしていた36歳の男性の農民が新開病により、

死亡した。谷地の町長は、県に調査を依頼し、防疫官補が駆けつけた。現地の医師のまとめ役となった長登の協力も得て、患者を調査した結果、「新潟県、秋田県で見られるツツガムシ病の可能性が高い」という見通しが導かれた。

町長は秋田県湯沢町で開業し、多くのツツガムシ病患者を診察している田中敬助に出張を乞い、県の報告を受けた内務省は傘下である伝染病研究所の北島多一を派遣した。結果、新たに発生した患者の診察も経て、ツツガムシ病と確定する。

最上川流域にある谷地は、信濃川、阿賀野川、雄物川と同様、河川の両岸、中州は草原の体を形成しており、その場所が、ツツガムシの棲息地として問題となったのであった。

この結果を受け、同年8月25日には県令として有毒地に住む県民に周知徹底させるために印刷物を配布し、有毒地への立ち入りを禁止する立て札を設置した。しかし、わずかばかりの農作物欲しさに立ち入り禁止地区に入り込み、ツツガムシ病になった農民もいた。

この年、谷地町だけで16人の患者が発生し、9人が死亡した。

山形県の独自調査では、1908年から1914（大正3）年の間に73人の患者が最上川の流域で発生し、36人が死亡しており、死亡率約50％に達することが明らかとなった。

ただし、1908年から1912（大正元）年まで5年間の患者数はそれぞれ、5人、3人、1人、2人、3人となっており、死亡者は不明であった。

調査結果に反映されていない患者や死亡者も相当数いると考えれば、これらの数字は実態をかなり少なく見積もったもの、と言っていい。

1914年には山形県の米沢市出身の伝染病研究所の宮島幹之助が8月に約3週間、谷地に出張し、調査を行った。同年の山形県では38人の患者が出て24人が死亡、死亡率は63%であり、県民に大きな衝撃と恐怖を与えた。新開病はツツガムシ病か、と示唆した渡部は26歳で夭逝したが、その先見の明は評価されている。

ツツガムシの病原体も治療法もまだ明らかになっていない中、山形県は専門家による現地での研究を願ったが、折から1914年は日本の医学界が激変する事態が勃発していた。ただ、それがあればこそ、1915(大正4)年の5月に東京から研究者一行が山形に乗り込むことにもなる。

北里柴三郎と福沢諭吉と大隈重信

北里柴三郎が帰国した1892(明治25)年の11月、大日本私立衛生会附属伝染病研究所が創立され、北里が初代所長となり、同研究所は1899(明治32)年に内務省に移管されて国立の研究機関となったのは既に記した通りである。

同研究所の研究員の成果として、1900(明治33)年には浅川範彦が腸チフスの診断液を開発し、谷地のツツガムシ病の現地調査を行った北島が1904(明治37)年に奄美・沖縄に棲息する毒蛇ハブの抗毒素血清の開発をなしえていたことにも既に触れたが、この他にも1897(明治30)年に志賀潔が赤痢菌を発見するなどの業績があがっていた。

1910（明治43）年、ドイツのエールリッヒが梅毒を引き起こす微生物の一種のスピロヘータの化学療法剤のサルバルサンを開発したときには、共同研究者として伝染病研究所の秦《はた》佐八郎の名前もあった。秦はサルバルサンを動物実験によって効果が最も高く毒性が低いと確かめ、これを臨床に用い、患者の治療に有効であると確認し、梅毒治療薬の発見者の一人として顕彰されることになった。

また、伝染病研究所に開設時より所属した獣医の梅野信吉は、天然痘のワクチン開発時における牛痘苗《とうびょう》の牛体継続法に成功して、痘苗の量産に貢献していた。

大正時代を迎えるまでの、伝染病研究所の主だった業績をあげるだけでも、これだけのものがあるが、それだけの英知が結集し、宮島幹之助がツツガムシの幼虫はハタネズミに寄生し、ハタネズミが宿主となっていることを突き止めても、ツツガムシ病の病原体が何であるのかは解明できない難題のままだった。

そうした中、1914（大正3）年、医学界にとって驚天動地の事態が起こる。

時の大隈重信内閣は文教統一と行政整理を理由に、翌1915（大正4）年1月より、伝染病研究所を内務省の管轄から文部省へ移管し、東京帝国大学附置伝染病研究所（現・東大医科学研究所）とすることを決定したのだった。しかも、それだけの重大事ながら、所長の北里には事前に相談はおろか、一言の連絡もなかった。北里は、事後通知で事情を知った。

「国民の健康と衛生を守る国家的事業を文教の府である文部省のもとで、しかも一大学の配下で遂行するのは無理である」

北里は自らの意志を発表する。北里以下部長級、研究員など主要スタッフは総辞職し、北里と行動を共にした。野に下った北里は自力で、1914年11月に東京市芝区芝白金三光町（現・東京都港区白金）に北里研究所を立ち上げる。諸準備を経て翌1915年、恩師コッホの誕生日である12月11日に開所式を執り行った。

北里がこれだけの行動が取れたのは、1893（明治26）年に福沢諭吉の協力を得て、日本初の結核サナトリウム「土筆《つくし》ヶ岡《がおか》養生園」（現・北里研究所病院）を同じ土地に創立し、拠点があった点が大きかった。

北里はドイツから帰国後、福沢諭吉の援助を得て私立伝染病研究所の創設に至ったわけだが、その福沢が設立した慶応義塾が1917（大正6）年、大学部医学科（現・慶応義塾大学医学部）を発足させた際、北里は初代医学科長に就任している。

日本の衛生行政に多大な貢献をした北里を支えたのが、慶応義塾の創設者の福沢諭吉であれば、伝染病研究所を文部省に移管した責任者が早稲田大学の創設者であり、初代総長である大隈重信であったとは歴史の綾を感じさせる。ちなみに北里は1916（大正5）年11月、大日本医師会（現・日本医師会）の誕生の際に初代会長に就任している。

病河原

1915（大正4）年、東大の付属施設化を控えた伝染病研究所の第2代所長に、医学部長で大隈重信の主治医でもあった青山胤通《たねみち》が就任した。青山は東大の重鎮とされ、「帝大の青山か、青山の帝大か」と称され、現在の東大には胸像も建立されている。樋口一葉が病に倒れたとき、医師でもある森鷗外の紹介で青山が往診したことは現代にも伝わっている。

伝染病研究所が東大附属の研究所となったのに際し、当時の世論としては、理由はともあれ、国民的知名度を誇る北里を排斥したことに対する非難は圧倒的で、研究所に対する印象も決して好意的なものではなかった。

研究所としては未知の病原体を突き止め、血清やワクチンを開発し、製造することで国民の健康と社会の衛生に寄与するというスタンスは言わずもがなだが、国民を驚かせ、社会問題となったこの騒動を鎮静化させるには、目覚ましい医学的業績を示す以外に道はなかった。

世間の喧騒もまだ収まらない1915年の春、東京で日本病理学会の第5回総会が開催された。ツツガムシ病の病原体を巡って、この学会でも東大、新潟医専、愛知県立医専、そして、北里研究所の各研究者が火花を散らした。

蚊帳の外だったのは、ツツガムシ病の研究をしていた研究者が総辞職した伝染病研究所である。東大の附属施設ではあっても、ツツガムシ病の専門家は目下のところ欠員の状態になっていた。

この学会では、新潟医専の川村麟也が「恙虫病発疹の病理」の演題で、人、動物のツツガムシによる刺し口付近についての病理的な見解を発表した。持参した顕微鏡標本を別室で展示し、学会参加者から意見を求めた。川村は、同年2月に発行された『北越医学会雑誌』に「恙虫病病原ニ関スル研究」を寄稿した。冒頭で、1913（大正3）年に香港で開催された東亜熱帯学会において、1906（明治39）年にフィリピンで、1910（明治43）年にスマトラ東岸で、日本のツツガムシ病に類似した病状を呈した患者の報告がドイツの研究者らよりあった、と触れていた。ベルツの論文によって、ツツガムシ病への関心が世界的に高まっていたのである。

総会で川村の講演を聴き、標本を興味深く見ていた40歳に満たぬ医学者が、隣の者に囁いた。

「ひとつ、われわれもやってみようではないか」

発言の主は、東京帝国大学医科大学の病理学教授で、伝染病研究所の技師も兼務する長与又郎《またろう》である。当時、37歳。隣の者は、三田村篤志郎《とくしろう》であった。

長与が見ていた川村持参の標本は、赤虫が患者の皮膚に食い込んでいるものであった。

北里柴三郎の師が長与専斎であったことは前述したが、専斎の三男が又郎である。又郎は1904（明治37）年に東大を卒業後、ドイツに留学し、帰国後、東大の病理学の助教授を経て教授となった。夏目漱石の主治医も務めている。1916（大正5）年、漱石が病死した際は夫人の希望を受け、漱石の遺体を解剖した。

ベルツ、北里を含め、多くの医学者が追究するも、依然として正体を現さないツツガムシ病の病原体に対して、病理学者の長与が興味を抱いたのは至極当然であった。

東大医学部では緒方の衛生学教室が取り組んでいるが、伝染病研究所でも、その名誉に賭けても取り組む必要性があった。加えて、移管問題で伝染病研究所に対する大衆の評価が厳しい中、新潟、秋田、山形の日本海に面する3県で、多くの農民の命を奪っている恐るべき病気の正体を突き止めるのは信頼回復に資する仕事とも言えた。

長与の行動は迅速だった。学会の翌5月、三田村を伴い、秋田県、山形県に出かけた。12日間の出張は、どこで現地調査を行うべきか、の視察でもあった。

新潟県には、東大の衛生学教室、北里研究所、新潟医専、愛知県立医専が拠点を構えている。この縄張りに割って入ることは、避けざるを得なかった。

秋田には東大の先輩でもある田中敬助がおり、この視察で長与らは田中を表敬訪問し、田中の研究所で意見を交換した。長与にとって幸いとも言えたのは、県民にとって尋常ではない脅威としてツツガムシ病が台頭した山形県が研究者にとって空白地であったことだ。

長与は山形県庁、谷地町役場、谷地周辺の開業医らと交渉し、同年7月6日より1ヵ月間、谷地に研究の拠点を構えることを決める。谷地にある対葉館《たいようかん》という当地一の評判を取る旅館兼割烹を借り受け、2階を研究室とした。

谷地は戦国時代後期、この地方で権勢を誇り、織田信長とも誼を通じていた白鳥十郎長久の城下町として歩み、江戸、明治、そして、大正の時代には、最上川の主要な川港のひとつとして、米、染料が採取できる紅花、草履表などの集散地としての役割を果たしていた。

山形県も調査し、明治時代以前には最上川の上流域にある西置賜《おきたま》郡の荒砥《あらと》村(現・西置賜郡白鷹町荒砥)、鮎貝村(現・白鷹町鮎貝)から長井村(現・長井市)にかけた長井盆地では、夏季にツツガムシ病と疑われる患者が頻発していたことがわかった。

谷地と同じく古い城下町である荒砥は、近世には米沢藩の御役所が置かれ、最上川の川港として発展してきたが、ツツガムシ病に見舞われる流域は「病河原《やまいがわら》」と呼ばれて恐れられ、可能な限り、人々は避けて通ってきたと伝えられてきた。

荒砥村ではツツガムシ病を毛谷病と呼び、毛谷明神の祠がある。１８６０（万延元）年、当時の石那田村、馬場村の人々が建立し、毎年、旧暦の3月19日にツツガムシによる厄災の除去を願う祭祀が執り行われていた。祭神は毛谷大明神玉串命。この祠は１９７２（昭和47）年に改築され、現存する。

明治中期以後からは荒砥の界隈ではツツガムシ病の患者の発生はなく、最上川の中流域の谷地の周辺に被害が見られるようになった。

洪水という自然現象による河岸の変動、それに伴いツツガムシの棲息の変化があったのかどうか。主要因としては、荒砥を含む最上川の上流域から、谷地のある最上川中流域にツツガムシの幼虫が付着したネズミが大移動したことが考えられた。

真相は謎だが、長与が研究拠点と決定した谷地は紛れもなく、当時の山形県において最たる有毒地である。だからこそ、現地に拠点を構え、病原体を追究する意味がある。河岸を調査した際に、自らもツツガムシの被害にあい、発病したとすると、最悪の場合は死亡する可能性も高いが、新潟県に研究拠点を持った多くの研究者同様、長与も恐れなかった。

毛谷医者と毛谷地蔵と松例祭

山形県のツツガムシ病については、１８３５（天保6）年に米沢藩主が秋田藩に治療法を照会した、という記録が残っている。

秋田藩は大友玄宰に米沢藩への報告を一任し、玄宰は父と自分の治療法についてまとめたものを飛脚で運ばせた。

この大友親子同様、山形にも独自にツツガムシ病の患者の治療にあたり、地元の民から尊敬を集めていた者が二人いた。

一人は、最上川の左岸の下長井郡田尻村（現・西置賜郡白鷹町横田尻）の芳賀忠徳《ちゅうとく》（1782〜1848年）である。父、長男と親子3代にわたり、医術を生業とし、針を用いて毛ダニを摘出する方法でツツガムシ病の治療に当たっていたという。

隣接地はもちろん、最上川の対岸地からも患者がやって来たが、1810（文化7）年、最上川が大洪水を起こした後、ツツガムシ病が大発生した折は、1400人以上の患者の命を救い、「毛ダニ先生」の尊称を確たるものにした、と今に伝わる。その尊敬ぶりは、芳賀が亡くなった翌1849（嘉永2）年、顕彰碑となる忠徳酬恩碑が村民によって建立されたことからもわかる。この碑は、白鷹町横田尻に今日も現存する。

もう一人は、最上川の右岸の西置賜郡東根村（現・西置賜郡白鷹町）の新野広陵《にいのこうりょう》（1826〜1890年）である。新野は患者の皮膚を切開しての治療を行い、「毛掘り先生」「毛ダニ医者」と呼ばれた。この手法は、大友玄宰の三稜鍼切法、毛蜱掘りと酷似するが、1835年に玄宰が米沢藩に報告する以前から実践されていたらしい。現在、白鷹町広野には、広陵を讃える広陵居士碑が残されている。

山形県においてツツガムシを語る上で、興味深い祭礼がある。

庄内地方の羽黒山、月山、湯殿山からなる出羽三山は、古くから山伏が修行してきた信仰の山として知られ、数多くの年中行事が行われているが、中でも最も重要な祭事が大晦日から元旦にかけて羽黒山の頂で執り行われる松例祭《しょうれいさい》である。

祭事の中心は、100日間の参籠《さんろう》で精進した二人の山伏のどちらが神意に適ったかを競う験競《けんくら》べである。験競べを本殿で行い、屋外では同時刻に大松明引《たいまつ》が行われる。

大松明は、悪霊を意味する巨大なツツガムシを模したものである。前日の12月30日の昼間、カクマと呼ばれる枯萱《こがや》を材料にして2体作られるが、作業は二手に分かれ、速さと出来ばえも競う。完成後にお祓いをし、翌日の大晦日の午後、大松明はいったん綱を切り刻んで解体される。ツツガムシの死滅を意味し、切り刻んだ綱は、神聖なる「切り綱」となり家内安全のお守りとなるため、大勢の見学者に撒かれる。

夜、大松明は作り直される。ツツガムシの復活を意味し、ここでも速さと出来ばえを競う。暦が間もなく変わる午後11時より、大松明引が始まる。

大松明は綱で雪の大地を引かれた後、どちらが早く燃えるかを競う。一方が勝てば来たる年は豊作であり、もう一方が勝てば大漁、とどちらも縁起のよい結末が特徴で、ツツガムシの消滅で人間の豊かな生活が叶う、という意味がある。

大松明引で使われた引き綱は、元旦の午前、それぞれ松例祭で任を果たした青年の自宅に分配される。縁起物であり、元旦のうちに綱を束ね、「綱のし」の準備を行う。綱のし、とは綱を軒下に掛けること。束ねた綱の中央には、黒い麻の糸をまとめて垂らす。水の神とされる龍の尾に見立てたものだ。翌2日の朝、誇らしげに掛けられる。

鶴岡市羽黒町の手向《とうげ》地区では「若者は嫁を取って半人前、綱をのして一人前」とも言われる名誉だが、のされた綱は、その家では息子、孫らが新たな綱をのすまで魔除け、火除け、虫除けとして飾られる。現在も手向地区では、家々の軒下に掛けられた綱を見ることができる。時間の経過と雨、風、雪による黒い麻の退色に配慮し、紫外線を防止するガラスのケースを設えて、綱を入れ、飾る家もある。

松例祭の大松明引によって、庄内地方には毛谷ことツツガムシの発生はない、つつがなしと信じられてきた。同時に、羽黒修験者にはツツガムシ退散の霊力がある、と信じられ、また、彼ら羽黒修験者もそれを使命と受け止めた。

また、18世紀半ば、雄物川の支流の皆瀬川が流れる秋田県雄勝郡角間村（現・秋田県湯沢市角間）の沿岸にはケダニに苦しむ人が多く、村人はケダニ地蔵尊を建立し、無病息災を祈ったが、思うような効果がなかった。

そのひどさが伝わったのだろう、湯殿山から、鉄門という上人が派遣された。

鉄門は虫封じの札を3000枚、皆瀬川に流し、ケダニの退散を祈願した。村人は札を拾えば無病息災が叶うと信じ、我先にと川に入り、奪い合ったという。

しかし、鉄門が札を流してから100年が経過し、大正時代になってもケダニによる被害は減らなかった。

銀時計組

東大の長与が谷地に乗り込むにあたり、研究室が用意した研究資材、生活用品といった荷物は柳行李の分量で42に上った、という。実験用の動物として30頭近いニホンザル、モルモット、ウサギも持参するため、貨物車両1台には積み切れぬ分量となった。

7月5日、上野駅発の夜行列車には長与はじめ宮川米次《よねじ》、今村荒男、他に二人の秘書役が同行した。三田村は徴兵検査があり、後日、合流することになった。

上野駅に見送りにきた伝染病研究所所長の青山は、「大名旅行だな」と苦笑いしたというが、長与が現地で不備のないように準備を整えたのは、所長の青山の許可があってこそだった。この調査に、伝染病研究所の威信がかかっていたのは、サルを30頭近く確保したことにも表れていた。

北里、川上、川村ら多くの研究者がこれまで、ニホンザルを筆頭にウサギ、モルモット、マウス、犬などを使った動物実験で発病させようと試みてきたが、当時、確実に感染したと認められたのはニホンザルのみであった。

これは研究者にとっては、頭の痛い問題でもあった。ニホンザルは当時の金額で、1頭100円から200円と高価だったからだ。銀行員の初任給が40円、銀座の土地1坪が500円の時代である。仮に1頭100円としても、5頭で1坪とは恐れ入る。ウサギは1匹1円、マウスが15銭であった。

実験にあたっては、どうしてもサルを数頭、確保する必要がある。まだまだ自然が豊かな時代であり、行く所に行けば、サルなどいくらでも捕獲できそうな気がするが、素人に簡単に捕獲できるようならば苦労はない。

力も強く、また、咬みつかれたら大怪我を被る可能性も高い、危険な野生動物だけに、狩猟を生業とする専門家に捕獲を任せるため、動物商の力も必要であった。ニホンザル単体は大した金額ではなくても、人件費がそこにかかってくるわけだ。

ツツガムシ病に携わる研究者にとっては、予算確保はもちろんだが、ニホンザルの代わりとなる実験動物を探し出すことも課題のひとつとなっていたのである。

大量の荷物も逸話のひとつとなったこの谷地行きは、彼ら4人の後年の活躍によって、若き頃の伝説としても喧伝される。

当時、長与が37歳であり、宮川は30歳、三田村は28歳、今村は27歳で、彼ら4人は「銀時計組」であった。

銀時計とは、当時の東京帝国大学における卒業時の成績優秀者に、天皇からの褒章として授与された銀製の懐中時計を指す。恩賜の銀時計は卒業式において天皇、または代理の者が臨席して与えられるゆえに至上の名誉とされた。授与された者は「銀時計組」と呼ばれ、将来を嘱望され、4人はその期待に応えた。

長与は、第4代の伝染病研究所長、並びに東大の総長を歴任した。

宮川は、性病のひとつであるクラミジアの病原体を発見し、山梨・広島・福岡・佐賀に見られた寄生虫病の日本住血吸虫症において、副作用はあったものの、初の治療薬となるスチブナールを開発し、第5代の伝染病研究所の所長となっている。

谷地での現地調査を生かして、病気を媒介するツツガムシの生態を解明した三田村は、日本脳炎の蚊による伝播を証明して学士院賞を受賞し、第6代の伝染病研究所の所長を務める。

今村は結核予防と治療に尽力し、日本で初めてBCGワクチンの人体接種を行い、大阪大学の総長なども歴任した。

若き頃、彼ら「銀時計組」が揃って最上川に臨む谷地に乗り込んだことは伝説となったが、この現地調査の実施にあたっては当初、伝染病研究所内で危惧する声もあった。

――長与をはじめ全員、実際にツツガムシ病を媒介すると考えられるツツガムシの幼虫とされる赤虫を見たこともなく、ツツガムシ病についての研究を始めたばかりである。ベルツ、北里、緒方、さらに新潟医専のグループなどが取り組んでも、一向に埒があかない現実を考えても、いくら秀才揃いとはいえ、このテーマに関しては素人同然だけに無謀に等しい。予算の無駄遣いとなって、斯界で伝研が嘲笑の対象となるのではないか――というわけだった。

長与らは7月6日の朝に山形駅に到着し、山形県庁や、山形県で医師を養成し、医務行政を行っている山形県立病院を前身とする山形市立病院済生館を訪問した。

山形県の医学史を語る上で、この済生館は外せない。

1876（明治9）年、山形県令の三島通庸《みちつね》は県立病院と医学校の新築の構想を発表した。1878（明治11）年2月、山形県内の宮大工と約300人の職人たちを集めて工事が始まり、7

ヵ月後の同9月、3階建ての楼閣風の洋風建築「三層楼」が完成した。

同年の12月、県令の三島は、この山形県立病院の命名を時の太政大臣の三条実美に依頼、三条は「済生館」と名付け、医学校も併置された。

三島はオーストリア人医師のアルブレヒト・フォン・ローレッツを医学校の教頭として招き、1880（明治13）年から2年間、指導に当てた。ローレッツは自ら「老烈」と名乗り、ドイツの医療機器、顕微鏡、薬品を取り入れ、外科手術も行った。その後、済生館は県立としての経営が困難となり、1888（明治21）年に民営となる。1904（明治37）年からは山形市立病院済生館となった。

新開病の対策を谷地町と山形県に訴えた長登も済生館の卒業生であったが、ドイツ医学の本流である済生館に山形県が具体的な対策を依頼したという記録はないようである。

長与らは済生館を訪問後、午後3時過ぎに谷地に到着した。旅装を解いた対葉館では、2階の8畳の3部屋を借り受けた。一室は食事や睡眠を取るための場、一室は実験器具、医療機器を置いて研究室に、もう一室は外来の診療室兼外科手術室とした。

対葉館の裏手には、誓願寺という浄土宗の寺院があった。ニホンザルをはじめとする実験動物は、誓願寺の墓地の一角を借り、動物舎を設けて飼育する段取りとした。

翌日には、長与らの到着を耳にした、赤虫に刺された患者が診察を乞うた。

今回の現地調査の最大の目的は、病原体の確定である。しかるべき準備を整えてきたのは、以下の3本柱を研究の基軸に据えていたからであった。

1つめは、長与が病理学者として、実際に患者を診療して、病原体を含むと思われる検体を採取することを最優先としたことだ。検体の採取では、ツツガムシ病と診断された死体の解剖こそが望ましい。ただ、それを行うには現地の医師や住民との協力関係が必要となる。

2つめは、東京から持ち込んだニホンザルなどの実験動物を、ツツガムシ病の媒体とされる赤虫がいる中州の有毒地で歩かせるなりして感染させ、発病させて病理学的に観察することである。感染した動物は、検体資料の採取にも活用できるという利点を持つ。それも、赤虫の棲息する場所に長与らは直接乗り込むことを決めていた。これまで各研究者らの活動は患者の診察が中心だった。長与らは差別化を図るのである。

3つめは、ツツガムシの生態や、人間への感染経路などについて生物学的な研究を行うことだ。既に1908(明治41)年、宮島幹之助が新潟で野ネズミの一種であるハタネズミを採集し、耳の中にたくさんのツツガムシの幼虫がいることを確かめていた。その研究の上に、新たな発見を積み上げようではないか、ということである。

対葉館での滞在は、1ヵ月の予定より延びて、8月25日までの50日間に及ぶ。

日記に決意表明

長与は日記を書く習慣があった。その日記は彼の死後、『長与又郎日記』として刊行された。日記には特別編があった。それは、現地調査を行うに当たっての予備調査、そして、現地調査の滞在中の記録として別ノートに綴ったものである。別名『虎穴日記』と後年、関係者の間で語られることになった。「虎穴に入らずんば虎児を得ず」のたとえからである。

長与の決意表明は、いよいよ研究に着手する7月7日に書かれている。「何故に恙虫病の研究に着手したか」と題して、次のように記した（以下、小高健編『長與又郎日記　近代化を推進した医学者の記録　上』〔学会出版センター〕より。なお引用に際して、文中の外国語を適宜日本語に訳し、表記も一部変更した。□□は原文においての判読不能を示す）。

「何故に恙虫病の研究に着手したか

ベルッ以来多くの人が、三十有余年、随分熱心に研究し□□も、その病原体は分らない。恙虫病の研究に於て最も面白いのは、併しこの病原体である。夫れに次いで赤虫の生物学、赤虫と野鼠その他の仮定宿主と病原体との関係である。

之等の研究には非常の困難と危険とが伴う。夏時、有毒地を踏査して充分の調をしない以上は、全く赤虫および夫れに関連した事項は分らない。併し今迄の研究家はその生命に危険あるの故を以て之を敢えてしない。自分は之をやろうと決心した。危険に対する学術上相当の防備をして有毒地に入ることの、左程恐るべきものでない事を信ずるからである。黒死病とかコレラとか、危険の患者に直接する時にのみ、医学者は献身的の勇気を奮うと云うことは矛盾している。恙虫病々原の探究に際して、何故今迄の人々がこの勇気を出さなかったかと思う。

病原体の発見は困難中の困難事であるに相違ない。併し血液細胞（赤血球か白血球か分らないが）にいることは確かであろう。それ故に造血臓器にも必ずいるに違いない。そして種々の時期に種々の□□□に多少ともいるに相違ない。而してこの病原体を不可視と断定するの根拠は今迄の論文を読んで見て少しもないと思われる。今迄挙げられた一二の病原体は間違った考えであることも亦論はない。恐らく変性産物として見逃がせられ又は見捨られたものの中に何かがあるだろうと想像される。（中略）

之等の事が今年、最も六ケ敷《むずかし》き病と云われている恙虫病の研究に着手して見ようかと考えた根本的理由である。伝染病研究所を単に製造所とはしたくない。学術研究所として何かひとつ出さねばならぬ時が来ている。宮川、三田村、今村三氏の如き各特徴のある有力なる共同研究者と共にやったなら、何か出来ようと確信している」

ペストがまだ黒死病と表記される時代であった、ということがわかるが、一読して長与の熱い志と、何としてもしかるべき結果を出さねばならない、という緊迫感も伝わってくる。

コッホが１８８４（明治17）年にコレラ菌を発見したのは、自らインドのカルカッタ（現・コルカタ）に乗り込んだ成果であり、北里も１８９４（明治27）年6月にペストが流行する香港に乗り込み、ペスト菌を発見した。いずれも治療薬などなく、罹患したら殉職も覚悟しなければならなかった。

先達のこうした薫陶を受ける長与が乗り込んだ山形県におけるツツガムシ病は、前年の１９１４（大正３）年には死亡率63％を記録していた。

血球、造血臓器にいると予測し、顕微鏡の検査で十分に判明する可能性に言及しつつ、これまでに結果が出ていないのは、注意力が足りなかったからではないか、といみじくも述べているのは、やはり自らの技術とベストメンバーを率いることができたことへの自信ゆえであろう。

ベルツ、北里、緒方ら錚々たる研究者が現地調査をし、また、新潟医専の川村や愛知県立医専の林らもその輪に加わっており、彼らとて死亡率の高い未知の病原体が存在する現場に乗り込むに際して、相当な覚悟があったことは容易に想像できる。長与はそうした先達に対して、「黒死病とかコレラとか、危険の患者に直接する時にのみ、医学者は献身的の勇気を奮うと云うことは矛盾している。恙虫病々原の探究に際して、何故今迄の人々がこの勇気を出さなかったかと思う」と牽制するような一言を放っている。これは感情が昂じてのものではなく、長与なりに分析し、それなりの根拠があったからだった。

学会内において、有毒地でニホンザルが人間同様、ツツガムシ病を発病した、という成果はあっても、これは研究者が有毒地の河川敷なり中州なりに自ら入り込み、サルを散歩させたりして感染させたものではなかった。首に十メートルにも及ぶ縄をつけ、サルだけをツツガムシの幼虫の赤虫がいる河原を徘徊させたものであった。

研究者自ら赤虫がいる有毒地に入り込み、その棲息状況を確かめていないではないか、と長与は日記で疑問を呈した上で、今回、自分たちが病原体発見、確定のために必要不可欠な仕事として、有毒地にしかるべき防御策を講じた上で乗り込んでの調査を決行すると決めていた。

長与は日記の中で、命を懸けた挑戦の決意表明を行ったのである。

防虫白衣

船頭付きの小舟に2頭のニホンザルをはじめ、野ネズミ、白ネズミなどの実験動物も乗せ、長与らが初めて中州の有毒地に渡ったのは、谷地に到着して5日目の7月10日であった。

7月9日の『虎穴日記』には「出陣の前夜」と題して、どのあたりに赤虫がいるかの推測や注意点、虫メガネ、虫網、ピンセット、瓶類、ラベル、ペン、ハサミ、ナイフなどの小道具、リゾールと呼ばれていた消毒剤のクレゾール石鹸液などの携行品を列記している。

サルは6間（約10・8メートル）ほどの縄で一定時間、木にくくりつけて赤虫を付着させるようにする。サル以外の実験動物は、網に入れて放置して、赤虫を付着させる。この方法は「動物放養試験」と名付けられた。

有毒地で動物放養試験を行うにあたり講じた防御策は、宮川の発案による「防虫白衣」なる予防衣であった。中州に渡る前に、川辺で全裸となってから、白衣を改良して頭の先から爪先までを密着させた予防衣で覆うのである。

ただし、顔は目、鼻、口を最小限に露出する。頭の上には日除けの麦藁帽子を被り、足元はゲートルを履く。

東京の研究室とは勝手が違う上に、東北といっても、当地では年間で最も暑い時期である。体調管理も難しい中で肌の露出を制限するのは酷ではあるが、相手が相手だ。

調査を終え、動物も小舟に乗せて中州から対岸に戻ると、防虫白衣を脱ぎ、持参した消毒剤のクレゾールで全身を拭ってから、最上川で全身を沈めて水浴することを義務づけた。

赤虫がどのように病原体を人間の体内に注ぎ込むのかは未だ不明だが、赤虫が付着していないかどうか、互いに手や目の届かない背中や陰部などを目視したり消毒したりして確認し、予防するのである。

そして、対葉館に戻り、サルへの赤虫の付着状況を調べ、翌日から変化がないか、を記録してゆく。

患者の診察については、地元の医師の協力を仰がねばならない。

対葉館は地域の社交場であるだけに、

「東大の大先生が、対葉館に長期滞在している」

ということは早々に町の噂となっているわけだが、既に5月の視察時に町の顔役であった眼科の長登をはじめ5人の地元の開業医にも頭を下げ、仁義を切り、理解を得ようとしていた。

緒方が新潟の現地調査で虫医者孫四郎に敬意を示したように、現地の有力な情報を得るために、頭を下げて協力を願うのは当然のことであった。

長与の人柄、得体の知れない病を研究する熱意が認められ、谷地の開業医は長与らを歓迎し、献身的な協力や資料提供を約束してくれた。

入院患者の診察のために、谷地の町立の避病院の一室を借り受ける了解も得られた。伝染病病院とも呼ばれた避病院の院長を長登が兼務しており、段取りも容易についた。

医師の数が限られていたこの時代、眼科医でもツツガムシ病の患者を多く診察するなど、地域医療は専門科だけでは成立しなかった。彼らから長与に寄せられた情報は、有益なものだった。

住民たちの間にも、恐ろしいツツガムシ病の原因が赤虫にあるということが定着しつつあり、夜、入浴後に医師宅を訪問する場合が多かったのだ。

農作業の後、「今日、赤虫にやられた」と自覚する者は、入浴中にちくりと痛む部分を把握してから医師宅を訪れた。医師がその痛む部分をピンセットでつまんで、皮膚を切除するのが最良の治療法、とされていた。麻酔もない時代に、食いついていると思しき赤虫を皮膚ごと除去してしまうのは、かなりの荒療治ではある。

しかし、それを受け入れたのは、患者もツツガムシ病の恐ろしさを自覚していたからであり、先人の芳賀忠徳、新野広陵への敬意もあったからだろう。

この方法がかなり効果的であるのではないか、とされていたのは、ツツガムシ病を発病し、死亡する者はこの治療法を受けていないことが多い、と医師らが指摘したからである。

「黒髪と　共に浮世の　欲を断ち」

盛夏を迎える頃、長与らが防虫白衣を身にまとい、舟で中州に渡り、あちこちを動く姿は、地元の人々の目にはおそらく奇異に映ったに違いない。

とはいえ、この姿は、天下の東大の偉い先生がツツガムシ病の研究にやって来たことを伝える方法としては、それ以上のものはなかったはずである。

長与らが中州に上陸すると、葦をはじめ各種の草の茎や葉、土の表面、少し土を掘り起こした場所に、無数の赤虫が動き回っていた。橙赤色の一匹一匹は小さく、虫メガネを用いなければ見落としてしまいがちだが、固まっていると色鮮やかで、毒々しく見える。

炎天下ではサルの体調にも配慮を要する。木陰のできる木の幹にくくりつけるなりして、ウサギ、モルモット、ラットなどはそれぞれ籠に入れ、雑草の中に放置しておく。野ネズミの採集のために、ネズミ捕りも仕掛ける。

『虎穴日記』では、現地入りして1週間後の7月13日、長与は髪を切ったという。

「午後少雨、朝来暑甚だし（中略）

宮川と余と坊主頭となる。この日有毒地の調査、炎熱燃ゆるが如く全身流汗衣を湿す。

鏡下、草その他より得たる赤六足は人体及び野鼠に寄生せるものと同一種類なり」

新開地とも呼ばれる現場を歩き、必ずや病原体を見つけ出すという覚悟の印として、長与ら全員は出征軍人のように丸坊主となった、と語り継がれている。

「黒髪と　共に浮世の　欲を断ち」

これは対葉館で、一行の誰かが詠んだ一句である。

気合を入れるためだけに頭髪を刈ったのではなく、赤虫による刺し口が、頭髪に隠れた部分に発見される可能性に備えてのものとも考えられる。

頭髪があれば、ツツガムシの侵入を防げるようにも思えるが、そうとは言い切れない。治療法が確立されているわけではないが、早期に刺し口を見つけられれば、経過に応じた対症療法を行うことができ、それも研究の一助になり得る、と考えていたはずである。

黒髪をバッサリと切り落とすことで、浮世の欲を断ったつもりではいても、東京からの差し入れには、長与らは苦笑しただろう。

帝国ホテルが折々に、焼きたてのパンを上野駅発の夜行列車に乗せて、対葉館に届けるよう手配をしていたのである。東大を訪れる海外からの要人を宿泊させていた関係もあったのだろう、「山形で大変な研究をされている」という話が帝国ホテル側に伝わり、親子2代にわたって東大医学部の重鎮たる長与に対して、帝国ホテル側が敬意を払ったらしい。

生命の危機にも直結する危険な作業を積み重ねる中では、命の洗濯もしたくなる。時折、長与ら一行は人力車を連ね、谷地から近い東根温泉に行き、芸者をあげての酒宴を楽しんだ。

焼きたてのパンを届ける帝国ホテル、綺麗どころとの酒宴の予算、いずれも当時の帝国大学、それも東大医学部の教授の社会的な地位を物語る。これらも、谷地での初滞在における伝説として伝わることになる。

ヴァルシャウ早きか、病原体早きか

7月24日の長与の日記には、次のような記述が見られる。

「独墺軍三百万の大兵を宰《つかさど》りて日夜ヴァルシャウに迫る。戦線実に一千哩。ヴァルシャウ早きか、病原体早きか。

自分達の仕事は今、一坪の砂の中から唯ひとつの小さなダイアモンドを見出す様なものだ。猛烈な勇気と不屈の根気と鋭敏な注意とが平行して実行されねば成功はしない。併し必ず見出されねばならぬ事だ」

独はドイツ、墺はオーストリアを意味し、ヴァルシャウはポーランドの首都・ワルシャワ（Warszawa）のドイツ語式の呼び方（Warschau）である。

前年の1914（大正3）年6月、ボスニアの首都・サラエボを訪問中のオーストリアの帝位継承者の皇太子夫妻が、セルビア人の青年に暗殺された。翌月、オーストリアがセルビアに宣戦。これを契機に、ドイツ、オーストリア軍の同盟国側と、イギリス、フランス、ロシアの連合国側との間で戦争が始まった。

日本は日英同盟により、連合国側に参戦する。バルカン半島での紛争がヨーロッパでの戦争に拡大し、さらにドイツ領の南洋諸島を日本が占領するなど、戦火は世界規模に拡大し、第一次世界大戦となった。ドイツ軍はパリを目指して進撃したが、戦争開始から1ヵ月半後の9月、フランス軍に食い止められた。

ドイツ軍がポーランドへ進攻し、ワルシャワの陥落を目指していたのが、折しも長与が日記に記した頃だった。

戦争は長期化しているが、日本国内は幸いにして平穏である。

ヴァルシャウ陥落の報が8月5日。その8月には、実験動物と共に有毒地との間を何度も往復した動物放養試験の結果が見えてきた。5頭のニホンザルに赤虫の吸着が確認でき、吸着部分は、どういうわけか、まぶたの部分に限られていたのである。

5頭のサルのうち、2頭が刺し口の形成、リンパ腺の腫れ、高熱という典型的なツツガムシ病を発病した。中でも、7月13日に14匹の赤虫が吸着していた四国産のサルは、同月18日より、40・2度の高熱を発し、朝晩とも1度の差もない症状となる稽留《けいりゅう》熱を呈したが、21日より急に解熱して治癒する経過を見せた。

有毒地に放養していないサルは24頭いた。これらのサルについては、患者の血液を接種して、発病するかどうかの経過を観察する必要性もあった。

では、実際の患者の診察はどうだったか。滞在中、ツツガムシ病の患者が12人、診療を乞うた。患者は通院するかたちとなり、彼らが訪問した折々に、耳朶《じだ》(耳たぶ)からの血液採取を行った。患者は血液採取に素直に応じてくれた。

「『敵艦見ゆとの警報に接し、連合艦隊は直ちに出動、之を撃滅せんとす、本日天気晴朗なれども浪高し』を思い浮べて一同意気頓《とみ》に昂《あが》る」

長与の日記のこの記述は、初めて患者の診察ができた喜びを現していた。

顕微鏡で見えるか、見えないか

ツツガムシ病患者の血液が手に入り、病原体の確定のためにまず長与らが行ったのは、濾過《ろか》試験であった。

19世紀のコッホの活躍により、「病原体はすべて細菌である」と考えられていた時期もあったが、この当時、病原体となる微生物は原生動物こと原虫類、真菌類、細菌類、ウイルス類の4つであると医学界では考えられていた。

原虫類にはマラリア原虫、赤痢アメーバなどがあり、真菌類は水虫やインキンといった皮膚感染症（白癬）などを引き起こすカビの仲間、また細菌類は結核、コレラ、ペストなど、ウイルス類は野口英世が研究した黄熱や狂犬病などを引き起こす。

物理的な大きさは原虫類が最も大きく、真菌類、細菌類の順で小さくなり、ウイルス類が最も小さい。光学顕微鏡での検査では、原虫類、真菌類、細菌類は見られるが、ウイルス類は見ることができなかった。

顕微鏡と言えば、当時は光学顕微鏡しかない。電子顕微鏡が世界で初めて開発されたのは、1931（昭和6）年、ドイツにおいてである。

光学顕微鏡で見える病原体か、そうでないかを区別するために行われるのが濾過試験であった。これには、若干の説明を要する。19世紀末、光学顕微鏡で見える原虫類、真菌類、細菌類以外にも、人間に感染して病気を起こす病原体の存在が疑われ出した。

光学顕微鏡で見える病原体については、素焼きの濾過器を応用することができる。素焼きは顔料をかけていない状態の陶器で、身近なところでは植木鉢が代表例だ。素焼きの濾過器は細かい隙間があるが、原虫類、真菌類、細菌類は通さない。

しかし、濾過をした水を飲んだ後、病気が発生するケースも判明する。その原因となる病原体は濾過性病原体と名付けられ、後にラテン語で毒素を意味するウイルスと呼ばれるようになる。ウイルスは、1892（明治25）年に歴史上初めて発見された。タバコの葉の病気の原因として、植物ウイルスであるタバコモザイクウイルスが濾過性病原体として報告される。

続いて1898（明治31）年には、ドイツのコッホのもとで研究を行っていたフリードリヒ・レフラーとパウル・フロッシュが、ウシなどの家畜の口蹄疫の病原体が濾過性であることを発見した。動物ウイルスの最初の発見だった。ちなみに、レフラーの教えを得たのが緒方正規だった。

人体の病気で、濾過器を通過することが判明した最初の病原体は、黄熱ウイルスである。

医学的な検査では、患者の血液や体液を1・5％のクエン酸ソーダで希釈して希釈液を作り、素焼きの濾過器を通過させる試験法が考案された。

濾過器を通過した希釈液は、濾液と呼ばれる。濾液を実験動物に注射し、経過を見る。変化がない場合は、濾液にウイルスは存在しない、という結論が導かれる。それによって、病原体は濾過性ではなく、原虫類か真菌類か細菌類のいずれかであり、光学顕微鏡で見ることが可能な微生物に絞り込むことができるわけだ。

病理解剖への住民感情

長与らは、患者の血液を注射することによって、発病したサルの血液を採取した。採取した血液を、血液と等量のクエン酸ソーダで希釈した。

ここからの実験は、3頭のサルを用いる。1頭のサルには希釈液そのものを注射し、2頭には濾過試験を行った後の濾液を注射した。対照実験である。

その結果、希釈液を注射されたサルは発病し、濾液を注射された2頭に発病は見られなかった。複数回、この実験を行ったが、結果は同じであった。病原体は濾過性ではなく、光学顕微鏡でも見られる原虫類、真菌類、細菌類のいずれか、となった。

長与のみならず北里、緒方、川村らも光学顕微鏡で病原体を追い求めたが、この姿勢は、当時とすれば最善の方法である。北里はマラリア原虫に類似した病原体ではないか、と原虫説を表明し、緒方、川村らも細菌説は唱えなかった。

既に結核、コレラ、ペストの原因が細菌と判明していた当時、これらが発生すれば、多くの人々が短期間に感染するばかりか、時間の経過と共に感染患者が増え、早期に隔離する必要性も社会的に認知されていた。

この特徴を鑑みれば、ツツガムシ病が新潟、秋田、山形の3県の限局された地域で、しかも夏に農民を中心に発生するものであれば、細菌とは考えにくい。また、カビの仲間である真菌類であれば、既に容易に特定され、日本の頭脳とも言うべき研究者たちをここまで困らせているわけがない。

しかし、これらはあくまで机上論に過ぎない。未知の病原体であるならば、いずれの可能性もあり得るのだ。

来院した患者12人のうち5人が死亡した。健康な状態である3頭のサルに、患者の血液を注射したところ、すべてにツツガムシ病の発病が確認された。これによって、サルが人と同じツツガムシ病に罹っていたことが確かめられた。

さらに、自然感染したが治癒したサルに、患者の血液を接種してみたところ、特筆すべき反応は見られなかった。病原体への抗体が体内にでき、免疫らしきものが獲得されている観があった。

血液中に病原体があるのは、疑いのない事実である。

では、どうやって病原体を見つけるかだが、この段階で当時の長与らに残されている手段は、2つであった。

1つは、得られた患者、サルの血液や組織から見つかったたくさんの微生物を固体培地によって分離（純粋培養）し、それぞれの病原性をコッホの4原則に沿って調べていく方法である。

もう1つは、ガラス製のプレパラートを用いて塗抹標本を作製し、この塗抹標本の検体をギムザ染色液などを用いて染色したものを光学顕微鏡で丁寧に調べ上げ、病原体を見つける方法である。

先陣を切った者たちの研究では、北里が赤血球の中の微小体の報告をしていた。長与らは血液も検査はするが、耳朶からの血液採取には抵抗感はなくても、それ以外となると拒否反応が強かった。

長与は血液以外の場所に病原体がある可能性も疑い、長登ら地域の医師にも地道な懇願をし、なんとか刺し口の組織の切除2例が得られた他、穿刺《せんし》（体外から血管・体腔内や内臓に注射針を刺し、組織の一部や体液などを吸引する手段）によってリンパ腺穿刺3例、脾臓穿刺3例を得た。

病理学者である長与にとって、死亡した患者を病理解剖して、組織の徹底的な精査を行うことは病原体の確定のための最大の望みだった。5人の死亡者のうち1人からは脾臓の摘出が許されたが、以後、死体の病理解剖は拒絶された。

「医学の発展のために何卒、ご協力を」と強く申し出ても、「なぜ、うちの人の亡きがらでなければいけないのか」という拒否反応が遺族から出る。

悲しみに暮れ、死者を弔いたい遺族にとれば、いくら研究のためとはいえ、病理解剖は沈む気持ちを逆なでにされる行為にも等しかった。

死体の病理解剖については、長与は長登ら地域の医師団から、

「長与先生、解剖を強要すれば、谷地の住民から強い非難も出て、今後の現地調査に支障をきたす恐れもあります」

と言われ、以後は断念した。

原虫となす所のものは……

「並みの病原体ではない」

おそらく、長与らは嘆息したであろう。

患者の血液を接種して発病させたサルの血液や脾臓などの検体から、病原体の培養をあれこれ

と試みたものの、しかるべき経験を積んでいる一同をもってしても、どうにも果たせない。

当時、残された方法は塗抹標本の顕微鏡検査を地道に続けることだけだった。

ここに至って長与らは、これまでに多くの研究者が血液内の微生物を調べたが、一向に絞り込めていないことを改めて重視した。

血液、リンパ腺、リンパ液、血漿、脾臓などの検体を顕微鏡下で地道に精査してゆく。そうする中、共通して小体の細胞が散見されることに気付いた。赤血球の中にはまったく見出せないが、リンパ腺、脾臓の組織液、そして、血漿中を漂う格好で見られたのである。

この小体をギムザ染色すると、細胞の核の中にある核小体は紅色か紫紅色に染まっており、細胞の原形質は青空色か青紫色に染まっていた。原形質は、核と細胞質より構成される細胞の単位である。細胞全体は、ナスや西洋ナシ、楕円などに似た形状を示していた。大きさは長さが1〜2ミクロン（1ミクロンは1000分の1ミリ）、幅は0・3〜1・5ミクロンの範囲であった。

形状、大きさは、マラリア原虫のプラスモディウム（*Plasmodium*）属の近縁であるタイレリア属（*Theileria*）、同じく原虫類のバベシア属（*Babesia*）に似ていた。

バベシアは、犬や牛の疾患として知られる。この原虫に感染しているマダニに吸血されると、その際、唾液と一緒にバベシアが体内に侵入し、その赤血球内に寄生し、やがて血液を破壊する。

赤虫はダニの一種であるツツガムシの幼虫であり、人間にしろ、サルにしろ、赤虫に刺された際、唾液と共にバベシアに似た原虫類が体内に侵入して重篤な作用を引き起こす、という仮説も成り立つ。

長与らは谷地の猛暑の中での命懸けの現地調査から、病原体についてひとつの見解を導いた。病原体は原虫類に違いない、と――。そもそも、この小体は健康な人間やサルには何ら認められない。北里も病原体として原虫類をあげたが、少なくとも、長与は自らのグループが発見したこの小体は北里が言った原虫類とは異なる、と確信した。

谷地の対葉館での滞在は、1ヵ月の予定より延びて、8月25日まで50日間に及んだ。

帰京時に顕微鏡はじめ研究資材の多くを、対葉館に預けた。今回は一定の成果を得たが、病原体を確定し、治療法を見つけるまでは、この谷地の現場での研究は必要不可欠であり、何度も東京と往復する必要があるからだ。

今回の滞在の成果は、帰京1ヵ月後の9月25日、東大医学部の病理学教室の講堂で開催された東京医学会の臨時例会で発表された。

同会での演題は2つで、長与の演題は「恙虫病に就て　第一回報告」であった。

もうひとつは、長与の前に行われたが、それは日本のみならず世界の医学史上に確たる足跡を残した歴史的な発表であった。長与の恩師にもあたる、山極勝三郎による「人工的癌腫の発生」である。ウサギの耳へのコールタールの塗擦を3年余継続することによって、皮膚ガンの発生を成功させた。これは、世界初の人の手によるガンの発生の報告であった。

長与はツツガムシ病の病原体について、原虫説を唱えた。

10月に刊行された会誌『東京医学会雑誌』には、日本人の研究者として初めて、ツツガムシ病の有毒地に直接、身を置いての現地調査の結果が掲載され、病原体についても以下のような報告が載っている。

「余らの認めて原虫となす所のものは、リンパ節及び脾臓の組織液中に遊離存在し、又少数ながら血漿中に証明せらる。

このものはギムーザ液により紅色あるいは紫紅色に染むカリオソームと碧天青色または帯紫青色に染むべきプロトプラスマとより成る」

カリオソームとは、細胞の核の中にある「核小体」であり、プロトプラスマとは細胞の「原形質」である。

長与は同年11月、12月にも谷地に乗り込む。夏の滞在中に長与は住民から、「赤虫は冬でも見られます」と教えられたことを聞き逃さず、冬季にも訪れたのである。ただし、「冬の赤虫」とは、脚が4対で8本のツツガムシの成虫であった。

冬の有毒地にて

冬季、ツツガムシ病の患者は発生していない。防虫白衣姿になる必要はなく、生死に直結する恐れがない安心感の中で、中州に渡り、土の中にいる「冬の赤虫」を観察し、また採集して、東京の研究室で飼育することができれば、未解明のツツガムシの生活史、さらには分類を研究する上で有意義だ。

長与は1915年11月には三田村を、12月には宮川を伴い、すっかり冬の装いとなった谷地を訪れ、対葉館に宿泊した。顕微鏡などの資材を預けていることもあり、今回は軽装である。

　夏の防虫白衣の姿も住民の目をひいたであろうが、ピンセットで「冬の赤虫」を採取し、採集瓶に集める長与の姿も、住民には奇異に映ったはずだ。蓑笠姿の農民は長与にたずねたという。

「先生、東京では赤虫は1匹いくらで売れますかね」

「冬の赤虫」を採集し、シャーレや試験官に入れて東京の研究室に持ち帰る。蚊やハエを容器に入れて長距離移動させる場合は、乾燥対策と栄養対策から脱脂綿に砂糖水を含ませたものを入れ、かつ、通気性も考えねばならなかったが、ダニの仲間であるツツガムシに関しては、容器を密閉して空気を遮断しても濾紙の一片に水をつけて保湿に配慮すれば、何の問題もなかった。

　ちなみにこの年、山形県内におけるツツガムシ病を発病した患者は44人で、死亡者は11人、死亡率は25％であった。

　雪と凍てつく寒さの季節は、住民、とりわけ農民にとってみれば、ツツガムシ病を恐れることなく、安心して暮らせる時間でもあった。親戚や友人の中にツツガムシ病の犠牲になった者がいれば、犠牲者に思いを馳せつつ、

「来年も年を越せるだろうか」

「これが人生最後の年末年始にならなければ」

と考えざるを得なかったのは容易に想像できる。彼らはまさに命懸けで農業に携わっていた。

　翌1916（大正5）年、夏目漱石の逝去後の解剖を担当した長与は、1月、4月から5月、5月から6月、7月、8月と谷地を訪れている。7月には前年に続き、防虫白衣の姿となり、中

州の有毒地で赤虫を探した。

谷地での滞在期間中、長与は患者を診察する機会を得られなかった。

7月28日、長与は次のように日記に書いた。

「患者は依然として出ない。秋田、田中博士の通信によると既に六人出たそうである。この土地の百姓が非常に注意深くなって、危険地内では長く作業しない様になったこと、帰宅後は水又は湯を浴びること、耕作地で昼寝をしない事などは、螫《さ》されることの少ない、随うて患者未だ現れぬことの一の主因と思われる。気候許りではない。

人民が、それ丈の注意を守るようになったことだけは、昨年来の我々の大仕掛な騒ぎが余程影響しているのである」

長与とすれば、研究面からは痛しかゆしだが、農民に予防の意識を与えたことは手応えのあったところだろう。

この7月28日の日記の末尾には、次の一文があった。

「方々から Whisky と Brandy を送って来る」

緊張をほぐす薬としての意味があったのだろう。

同年の山形県内におけるツツガムシ病の患者は21人で、死亡者は12人。死亡率は57%を記録した。死亡率だけから見れば、前年の倍以上となった。

同年6月、山形県は谷地、寒河江はじめ最上川流域の住民を対象としたツツガムシ病の予防講話を各地で開催し、8月には谷地を筆頭に恙虫病無料診療所を4ヵ所、各地の開業医の協力を得て、設けた。受診は無料で、診察する医師には患者1人につき30銭が支払われる。

こうした努力にもかかわらず、住民の恐怖が軽減されなかった証拠として、この年、谷地からほど近い、最上川と寒河江川の合流点近くの西村山郡溝延《みぞのべ》村（現・西村山郡河北町溝延）に、恙虫明神を祀ったささやかな石の祠が建立された。

荒砥の毛谷明神の分霊であり、ツツガムシ病によって家族を失った溝延村の有志3人が金を出しあって建てた。毎年、旧暦の4月17日に毒虫除けの祭祀が執り行われるようになる。

「東大の偉い学者がこぞって来ても、ツツガムシ病の病原体はまだわからないのか」

という遺族の嘆きが、この石の祠には込められていたとも言えようか。

この祠を長与が見たかどうか、はわからない。祠の前に佇んでいたとしたら、何を思ったたか。

ツツガムシ病の病原体である微生物については、北里が1893（明治26）年にマラリア原虫と同じプラスモディウム（*Plasmodium*）属の仲間を疑い、1915年に長与がプラスモディウム属の近縁であるタイレリア属（*Theileria*）かバベシア属（*Babesia*）の原虫類を疑う中、他の学者も顕微鏡検査で見出したとする病原体を発表し、さらには学名も名付けて学会、学術論文で火花を散らした。

秋田の田中は1904（明治37）年に病原体を細菌の一種であるプロテウス菌か、と考えた。プロテウス菌は、人間や動物の腸管内や自然界に常在している大腸菌や赤痢菌などの仲間である。

緒方は、1905（明治38）年にゴキブリやコオロギをはじめ昆虫類に広く寄生する原虫類のグレガリア属（*Gregaria*）の一種か、と考えた。国際的な規約で属名＋種小名で表記される学名は、

Gregarine tsutsugamushi と名付けた。だが、1910（明治43）年には、真菌類に含まれる糸状菌（カビ）ではないか、と改めた。

また、愛知県立医専の林直助も原虫類と考え、1920（大正9）年に *Theileria tsutsugamushi* と命名した。林は、1919（大正8）年2月に病理学研究のためにヨーロッパ、アメリカに出発し、1921（大正10）年8月に帰国しているが、学名の命名はこの留学中に行われた。アメリカのロックフェラー研究所で野口英世と共に病理部で病原微生物の研究に従事もした林は、帰国翌年の1922（大正11）年7月から県立愛知医科大学の教授となった。

原虫類が北里、緒方、林の3人、細菌類が田中1人と、4人がそれぞれに病原体を唱えているが、正しい審判を下すには、実験室内で培養に成功して、培養した微生物を実験動物に接種して発病させ、有毒地の患者と同様の症状を呈するかどうかを確認し、ここから同一の病原体が認められるかを精査しなければならない。

まだ誰も培養には成功しておらず、学界内では、彼らが名付けた病原体の学名はもちろん、承認の対象とはならなかった。

それどころか、彼らが顕微鏡下で見て、病原体と考えているものは、他の病気の微生物や雑菌ではないのか、との厳しい意見も当然のようにして出たのだった。

当事者としては一刻も早く病原体を確定し、学名を付け、治療法開発に駒を進めたいところである。有毒地と関係を持たない第三者の立場から見れば、この先陣争いは見ものであったろう。

日本の名だたる医学者がツツガムシ病を課題とし、病原体の正体を追究していたその頃、海の向こうのアメリカ、ヨーロッパでも、謎の熱病の正体を追究する医師たちが同様の苦労を強いられていた。

発疹チフスの猛威

アメリカでは、北米大陸の森林地帯を中心に、高熱が起き、全身に赤い発疹が広がる紅斑熱《こうはん》(spotted fever)が問題となっていた。

とりわけ、アメリカ西部のロッキー山脈地方では患者の発生が顕著なことから、ロッキー山紅斑熱と名付けられた。21世紀の現代でも、治療を行わなかった場合の致死率は30%と言われている。

シカゴ大学医学部助教授のハワード・リケッツは、1906（明治39）年にこの紅斑熱が、ダニの一種によって媒介されることを突き止め、1909（明治42）年に病原体を発見した。感染した患者の血液を検査した結果、血液の細胞の中に、これまで医学界では報告されていない、桿状体《かんじょう》（棒のような形状）の微生物が多数見られることを確認したのである。

「紅斑熱の病原体は、この桿状体の微生物ではないか」

とリケッツは考えた。リケッツは自らの発見に対して、

「シラミが媒介する発疹チフスの病原体も、こうした桿状体の微生物ではないか」

と、謎とされている発疹チフスの病原体にも思考を広げた。

当時、発疹チフスはヨーロッパで流行が頻発する伝染病として恐れられていた。潜伏期は2週間以内で、発熱、頭痛、悪寒、手足の疼痛などが起こり、全身に広がる発疹が特徴的症状である。

前述のロッキー山紅斑熱と同様、21世紀の現代でも、何の治療も行わなかった場合の致死率は高く、40％とも言われる。ただ、戦争や飢饉などの発生によって、社会の衛生状態や栄養状況が悪化した中で流行した場合の死亡率は、さらに上がる。

発疹チフスは、ナポレオン・ボナパルトと因縁がある。フランス帝国のナポレオンは、1812（文化9）年、ロシア帝国が大陸封鎖令を守らないことを理由に59万1000人の兵を率いて、ロシアに侵攻するも、敗北。退却の憂き目に遭うが、モスクワの到着前に全軍の3分の1が発疹チフスに罹患していた、およそ3万人に及ぶフランス兵の捕虜のうち、2万5000人が発疹チフスで死亡した、と伝わる。

後年、『アンネの日記』で知られるアンネ・フランクも、アウシュヴィッツの強制収容所からベルゲン・ベルゼン強制収容所に移送され、劣悪な環境下で発疹チフスに感染し、15歳で死亡したというのが定説となっている。

ヨーロッパにおいて発疹チフスは、恐るべき伝染病のひとつであり、ヨーロッパの医学者も病原体探しに懸命だった。

発疹チフスは、リケッツがロッキー山紅斑熱の病原体を見出したのと同じ1909年、フランスのパスツール研究所出身で、当時、フランスの植民地であったアフリカ北部のチュニスの同研究所の所長を務めていたシャルル・ニコルが、シラミによって媒介されることを発見していた。チュニスには発疹チフスの患者が多かった。対策を迫られたニコルは、発疹チフスの患者が入院しても、病院内では再感染が起こらないことに疑問を抱いた。ニコルは患者が入院時に着替えをしていることに注目し、衣類を検査し、シラミの媒介を疑った。採集したシラミをチンパンジーやモルモットに付着させると、人間の発疹チフスと同じ症状を示したのであった。

この発疹チフスの研究でニコルは、後にノーベル生理学・医学賞を受賞する。1928（昭和3）年のことだった。

シラミが媒介すると判明し、次は病原体の確定が課題となる。

リケッツはニコルによる発見を知らず、1910（明治43）年4月、メキシコの首都メキシコシティで発疹チフスが流行しているとの情報を受け、現地に赴いた。同地でリケッツは、発病して4日から11日の患者の血液の細胞に、ロッキー山紅斑熱と同様の微小な桿状体が多数見られることを確認した。

歴史的な発見を成し得て、さあ、これからシラミの体内から病原体の確認を、と意欲に溢れるリケッツを待ち受けていたものは、自身の発疹チフスの感染であった。発疹チフスに罹患しても、全員が全員死ぬわけではないが、リケッツは不運にも5月早々、39歳で死亡した。

あたかも発疹チフスの病原体が、リケッツに正体を突き止められたことに怒り、復讐を果たしたかのようであった。

同時期、ドイツ北西部の港湾都市・ハンブルクにある熱帯病研究所ではスタニスラウス・フォン・プロワセックが、発疹チフスの研究に携わっていた。

ハンブルクに熱帯病研究所が設けられているのは、同地の港湾にアフリカなど熱帯各地からの船舶が出入りしており、万一の場合、熱帯からの伝染病を水際で食い止めるため、また、植民地におけるドイツ人の健康を守るため、であった。

プロワセックは、発疹チフス患者の血液の細胞内に顕微鏡下で見られる桿状の微小体が病原体ではないかと、リケッツと同様の考えを示した。

発疹チフスの病原体の特定、治療法の確立は、ドイツ政府、ドイツ軍にとって、ヨーロッパの雄であり続けるためにも一刻を争う医療問題であった。

期待をかけられたプロワセックは、１９１４（大正３）年の夏にはコンスタンティノープルに派遣され、帰国後はドイツ陸軍より、「プランデンブルク州コットブス県のロシア兵捕虜に発疹チフスが多数発生している」との緊急連絡を受け、現地に赴いた。

そこで、プロワセック自らも発疹チフスに罹患し、死亡した。39歳だった。これは長与らが谷地で現地調査を行う、およそ半年前の１９１５（大正４）年の2月のことである。

進行中の第一次世界大戦において、ドイツ軍は自領に侵入したロシア軍を撃退し、多くのロシア兵を捕虜としたが、これが有望な医学者を失うことに繋がったのは皮肉だった。

ちなみに、第一次世界大戦時にロシアは兵、住民合わせ２０００万人とも３０００万人とも言われる発疹チフスの患者を出した。

新たな病原微生物の発見

プロワセックを語る上で、またツツガムシ病を語る上でも重要な人物が、東大医学部出身の宮《みや》路重嗣《じしげつぐ》である。

山極勝三郎の東大病理学教室出身の川村が病理学教室教授を務める新潟医専では、1910（明治43）年4月の開校以来、衛生学教室は存在せず、医化学教室の教授が衛生学の講義を担当していたが、遂に衛生学と細菌学を合わせた衛生細菌学教室が開設されることになった。

緒方正規は川村に、東大衛生学教室に所属し、緒方の新潟の現地調査にも同行してきた宮路を、新設の衛生細菌学教室の教授に推薦した。宮路は新潟県の高田（現・上越市）の出身である。宮路も快諾し、1911（明治44）年10月からドイツ、オーストリアに留学に出た。主要都市の各大学で、宮路は最新の細菌学の講義、実習を受け、知識と技術を修得する。それらは郷里を悩ませているツツガムシ病の病原体を明らかにする手立てを探すためでもあっただろう。

宮路の転機は1913（大正2）年、留学の総仕上げとして出向いたハンブルクの熱帯病研究所で訪れた。同研究所は所長のもと、7部門に分かれ、プロワセックが動物部の部長を務めていた。化学部の部長は、血液標本において病原体を染めて診断するギムザ染色法の考案者であるグスタフ・ギムザであった。

宮路はプロワセックの見識と人柄に魅せられ、彼の指導による実習を申し込んだ。帰国を半年延長することを東大に申し出て、それも許可された。

1914(大正3)年6月、宮路は帰国の途に就く際、コンスタンティノープル行きを控えたプロワセックに挨拶した。宮路にとって、これがプロワセックとの今生の別れとなった。シベリア経由で同年7月に帰国した宮路は、母校の緒方に帰国の報告をし、諸準備を経て同年9月に新潟医専に着任し、川村の歓迎を受けた。当時、宮路は31歳、川村は35歳であった。

ツツガムシ病の季節でもある。新潟医専の現地調査研究施設である浦佐村研究所に川村と共に赴き、研究を手伝った。

一方で、宮路は緒方率いる安田村の東大医学部の研究も手伝い、東大の対岸に拠点を構える北里研究所にも顔を出し、意見を交換したという。現地調査においては必然的に目立つ行動となる。宮路のこの柔軟性は、「科学は万人のためにあり、研究成果は個人のものではなく、研究者に等しく帰するものである」という高邁な志を自然体で実践していたハンブルクの熱帯病研究所の研究者らと過ごした中で培われたものだった。

宮路は、ギムザから直伝された細胞染色法を惜しみなく教示し、ドイツから持ち返った数々の標本も公開した。それは、顕微鏡検査に一家言を持つ自信でもあった。

一方で、学界内で問題となっているツツガムシ病の病原体については、「現在まで唱えられている原虫説、細菌類は根拠があるものとは言えない」と否定的な態度を示した。

ツツガムシ病の病原体を発見し、治療法を確立するという目的こそ、研究者たちの間で共有されていても、各陣営が先鋭的に対立し、連携し合って前進しようとしない日本の風土は、宮路にはなじみにくいようだった。

宮路が独自の視座からツツガムシ病を研究する方向へ歩み始めたとき、プロワセックの訃報が入ってきた。ハンブルク熱帯病研究所においてプロワセック、リケッツの遺志を継いだのは、プロワセックの同僚で、宮路とも親交のあった病理解剖部の部長、ブラジル出身のダ・ロシャ・リマであった。

ロシャ・リマは、プロワセック殉職翌年の1916（大正5）年、発疹チフス患者の血液を吸ったシラミの胃の中から、患者の血液の細胞でも観察できた桿状体の微生物を見出した。シラミの腸管内でも増殖していることを明らかにして、発疹チフスの病原体と確定させた。

この微生物は、原虫、真菌、細菌、ウイルスとも異なる、まったく新たな病原体であり、ロシャ・リマは、その発見者となったのである。

学名を新たにつけることが必要となった。ロシャ・リマは、殉職した2人に敬意を払い、彼らの名前を冠し、リケッチア・プロワツェキー（*Rickettsia prowazekii*）と命名した。同僚プロワセックを弔うと共に、南米ブラジル出身のロシャ・リマが、中南米のメキシコで斃れたリケッツに対して思慕の念を抱いたのは疑いのないところであろう。

学名は属名＋種小名よりなる。リケッチアはこの桿状体の微生物の総称であり、原虫、真菌、細菌、ウイルスと並ぶ病原体の種類を意味し、リケッチア・プロワツェキーはリケッチアの一種、を表わすことになった。

２人の医学者の犠牲を伴い、発疹チフスの病原体は解明された。大きさでは細菌とウイルスの中間となる新たな病原微生物であるリケッチアの登場は、日本のツツガムシ病の研究にも大きな影響を与える。

それは同時に、各陣営間の対立の先鋭化をもたらすものでもあった。

ツツガムシの生活史

「日本の各研究者がツツガムシ病の病原体と考えているものは誤りばかりである」

新潟医専の宮路が否定的な態度を示した影響もあったのか、

「緒方正規がツツガムシ病の病原体と考えるところの糸状菌は誤りではないか」

と言い出した医学者がいた。

時は、新たな病原体微生物のリケッチアが発見された１９１６（大正５）年。この発言の主は、東大医学部を卒業して、緒方正規の衛生学教室に入った緒方規雄《のりお》であった。

緒方規雄は、緒方正規の二男である（以後、緒方規雄の表記は「緒方（規）」、緒方正規は「緒方（正）」とするが、文脈から適宜、緒方正規、緒方規雄も用いるものとする）。

父に強制されるわけでもなく、東大医学部に入学し、衛生学教室に入り、親子2代にわたってツツガムシ病を研究する道を選択し、新潟の安田村にも出張した。

息子の緒方（規）が研究者として活動を始める中、糸状菌説を否定したのは父・緒方（正）にとっては苦笑いの種であっただろうが、海の向こうでリケッチアが登場していた時期であることを鑑みれば、従来報告されていない病原体を緒方（規）が疑った、という推測も成り立つだろう。

前年の、最上川での伝染病研究所の長与又郎らの防虫白衣をまとっての有毒地での調査法は、緒方（正）の東大、川村の新潟医専の現地調査にも影響を与えた。

彼らは長与らにならい、頭の先から爪先まで肌の露出を抑えて、有毒地に入って野ネズミの採集を行った。調査後は、防虫白衣を脱いでクレゾールの消毒剤を浴びた。

新潟の現地調査に参加した緒方（規）がゴム長靴を履いて有毒地に足を踏み入れると、赤虫がゴム長靴をよじ登るようにして這い上がってくる。体に食い付かれたら、命取りとなる可能性もある。

「どうして、人間が来たことを感じて、よじ登って来るのか？」

その現象を緒方（規）は疑問に思いつつ、野ネズミを採集していた。

緒方（規）の転機は1919（大正8）年であった。父・緒方（正）の死去である。享年65であった。葬儀で弔辞を読んだのは北里柴三郎だった。学界ではそれぞれに大看板を背負い、激しい論議を重ねていたが、私生活での交流は続いていたことを、多くの参列者が知ることとなった。北里にも、「緒方がいたからこそ今日の自分がある」という意識があったのだ。緒方（正）の死に伴って緒方（規）が学んだ東大衛生学教室は、横手千代之助、さらに、かつて鼠咬症スピロヘータの発見者の一人となった助教授の石原喜久太郎が継いだ。

緒方（正）の死去によって、新潟の安田村の研究所は閉鎖となる。緒方（正）の人徳もあればこそ、地元の協力も得られたのであろうし、緒方（規）が東大を去ることとなったのも無縁とは言えなかっただろう。1922（大正11）年、緒方（規）はヨーロッパ、アメリカに留学した。

病原体の正体がまだつかめぬ中、東大・伝染病研究所の長与、北里研究所の宮島、1922年に新潟医専から大学に昇格した新潟医科大学の川村ら、日本の研究者はツツガムシの幼虫についての生態観察を行っていた。

彼らは、野ネズミから採集した赤虫をシャーレの中で観察し、飼育して生活史（生活環）を把握しようとした。生活史の把握は、病気の予防面でヒントとなる可能性がある。橙赤色の赤虫を観察しやすいように、シャーレの底を木炭の粉末を加えた石膏で固め、適度な湿度を保ちつつ、その上で飼育を行う。土を敷いてしまうと、土の中に潜られて観察が困難となるが、石膏なら表面の割れ具合で保湿を把握でき、必要な場合には水分を補充でき、有効だった。

彼らが野ネズミから採集した体長0・2ミリから0・3ミリの赤虫は、ネズミの組織液を吸って満腹することがわかった。組織液は細胞に栄養を運んでいる。満腹した幼虫の胴部はテントウムシのように丸々と肥えて、頭部は申し訳程度に付いているといった状態だった。

それも、一度、満腹となると二度、三度とネズミに吸着して組織液を吸うことはしない。このことから赤虫が人間や野ネズミに吸い付くのは、生活史において幼虫期にたった一度だけ、ということが見えたのである。人間や野ネズミの組織液を吸っていないものは未吸着幼虫、満腹となったものは吸着済み幼虫、あるいは満腹幼虫と名付けられる。

満腹幼虫は、シャーレの石膏面の上に横たわって約2週間休眠する中で4対の8本の脚を折り畳んだ蛹状の若虫となった。それから脱皮し、胴はいびつな8の字型にくびれ、全身にビロード状の毛を生やし、成虫の前段階と思われる状態となった。

若虫は石膏面を活発に這い回るが、ここで各研究室の研究は行き詰まる。若虫の餌が見つからなかったからだ。

各研究室では、若虫の餌として米の粉、リンゴ、さらには鶏糞を石膏面に散布してみたが、若虫は食べず、餓死した。自然界で何を食べているのか？　それがわからない。

若虫から体長1ミリ前後の8本脚の成虫になり、産卵して、それが孵化し、幼虫となるまでを観察できてこそ、生活史が把握できたことになる。とはいえ、ここまでの観察にも十分に意義はあった。

5月、6月の初夏に卵から孵化して赤虫こと幼虫となり、人間や野ネズミに寄生して、組織液を吸い満腹となって土の中で休眠する。若虫は、土の中で何らかの餌を食べて成虫となり、卵を産み、地上に出てくる。ここまでに約1年の時間を要することが見えた。

幼虫→成虫の過程では、幼虫のときに動物の組織液を吸うことが必要不可欠な条件なのだ。

そこから、人間にとってツツガムシが脅威となるのは赤虫に代表される幼虫期だけであって、成虫はまったく危険性がないこともわかった。

幼虫が病原体を所有しているのは、幼虫の段階からなのか、それとも卵の段階で既にあるのか、これもこの時点ではわからなかったが、少なくとも人間に寄生するのは幼虫の段階だけであることは明らかとなったのである。

長与は、赤虫と呼ばれているこのツツガムシに、1916（大正5）年、*Leptotrombidium akamushi* という学名を与えた（*Leptotrombidium*＝レプトトロンビジウム）。*Leptotrombidium* はダニ類における、新しい属名として長与が分類したものである。すなわちツツガムシはダニの仲間であるが、8本脚の成虫の姿はどれも似ている。そこで、分類は国際的に幼虫の段階で行われることになり、和名としてアカツツガムシの名前が誕生した。

ただ、このアカツツガムシこと赤虫に対する学名の命名は、世界で2番目であった。

フランスのパリ大学医学部のエミール・ブルンプトが1910（明治43）年、*Trombidium akamushi*（*Trombidium*＝トロンビジウム）と命名している。ブルンプトが来日して採集したものではなく、北里の伝染病研究所時代に赤虫がネズミの耳へ寄生することを見出した宮島から送られた標本に基づいてブルンプトが名付けたものであった。

ちなみに属名は、長与が名付けた *Leptotrombidium* が一般的に使用されるようになった。というのも、*Leptotrombidium* に属するツツガムシの仲間が続々と発見されていくことになるからである。

ツツガムシの新種発見

病原体がまだわからない中で、研究者らは論文を続々と発表して、ツツガムシの生活史を明らかにしようとしていたが、そのことに異議を唱える研究者がいた。

秋田・湯沢の田中敬助だった。田中はこれらの論文に掲載されたツツガムシのスケッチを見て、自らの診察歴に基づいた意見を、長与が赤虫に学名を与えたのと同じ1916年に述べた。

その意見とは、実際に自分の所にやってくる患者の皮膚に稀に食いついているアカツツガムシと、自然の中にいるネズミの耳に付着しているアカツツガムシは同一とは思えない、衛生動物の専門家ではない自分が顕微鏡下で見てもその相違は認められる、というものであった。つまり、「ツツガムシの生活史をめぐって血眼になっている研究者たちは、患者に病気をもたらすものとは異なるツツガムシを観察している」

と、田中は言ったのである。交通が不便であったことにもよるが、田中は中央の学会に参加して意見を述べることはなく、多くの研究者の論文を読み、患者を診察し、自然を観察して、その成果を論文で発表する独自のスタイルを貫いていた。

秋田と山形のツツガムシ病に対して確たる見解を持つ田中のこの意見は、長与、宮島、川村らにとって驚きであっただろう。もし、それが正しければ、これまでの努力は根底から覆される。

結果的に否定されたのは田中の意見であった。新潟の有毒地でハタネズミから赤虫の採集を行った宮島をはじめとして、長与、川村ら各グループの観察によっても、野ネズミにアカツツガムシが寄生していることが改めて明らかになったのである。

有毒地において、夏に野ネズミに寄生するツツガムシはアカツツガムシが多く、ツツガムシ病もこの季節に多い。一方で、春と秋にはツツガムシ病の発生はないにもかかわらず、ツツガムシがネズミに寄生していることをどう考えるか、という課題も生じていた。宮島と川村は、

「季節的な変異によってアカツツガムシの有毒性が薄れるのではないか」と考えたが、長与は春と秋に見られるのは別の種類のツツガムシではないか、と考えた。

医学界とは別に、動物学界におけるツツガムシの分類も進んでいた。長与は東京帝国大学の動物学教室が主宰する東京動物学会と連携を取り、論文も発表して、動物学界からの意見も広く求めた。

1915（大正4）年に東京帝国大学医学部を卒業し、伝染病研究所入りした田宮猛雄を加えた長与、宮川、三田村は、山形の谷地の周辺でこれまでに採集した標本を精査するのと同時に、新たな採集のため、東京と谷地を往復した。田宮は、公私にわたり長与をサポートし、後に伝染病研究所の所長も務める。

1919（大正8）年から1921（大正10）年にかけての3年間、有毒地でアカツツガムシを含めて4種類のツツガムシの棲息が確認されたことに学界は沸いた。

1919年の3月末、長与らの一行は、谷地でハタネズミからツツガムシを2種、採取した。1つは体色がアカツツガムシよりも淡い橙色であるが、もう1種類も淡い橙色ながら、さらに薄い色をしていた。

どちらも、田中がアカツツガムシとは異なると指摘していた種であった。これらの種の形態的な特徴はまだ詳しく記録されてはおらず、学名もなかった。必然的に、その作業は長与らの仕事になった。

長与らは、幼虫の胴の背部の前方にある背甲板の形、背甲板の周囲の毛の本数、トゲや感覚毛の形態的な特徴を精査して分類を行い、前者をフトゲツツガムシ（*Leptotrombidium pallidum*）、後者をヒゲツツガムシ（*Leptotrombidium palpale*）と名付けた。

川村は同年、新潟の有毒地でアカツツガムシよりは橙赤色の赤味は薄いが、フトゲツツガムシ、ヒゲツツガムシよりは赤味が濃いツツガムシを見つけた。１９２０（大正９）年に谷地で長与、宮川、三田村、田宮らも採集に成功し、１９２１年にタテツツガムシ（*Leptotrombidium scutellare*）と名付けられた。

また、１９２０年の10月、長与、三田村、田宮は、毛谷明神の祠があり、ツツガムシ病に見舞われる地域を「病河原」と呼んでいる最上川の上流域の西置賜郡荒砥村（現・西置賜郡白鷹町荒砥）での採集で、川村も田中も発見していないツツガムシを発見した。体色は橙赤色であるが、アカツツガムシより淡いものの、フトゲツツガムシよりは濃く、タテツツガムシに似た色調を呈していた。これは、地名を冠せられてアラトツツガムシ（*Leptotrombidium intermedium*）と名付けられた。

ツツガムシは赤虫ことアカツツガムシの1種類のみと思われていたが、新たに4種類も確認されたのは田中の指摘が多分に影響していたのは間違いないところであろう。

だが、肝心の病原体が確定していない中で、ツツガムシを確実に媒介するであろうと研究者らが考えたのは圧倒的な棲息数を誇るアカツツガムシで、その他の3種類は人間のツツガムシ病とは関係なく、無害なのではないか、と推測された。

１９１９年より長与は伝染病研究所の所長に就任し、多忙となっていたが、ツツガムシの研究はライバルも多いだけに、優先すべき研究として意識していたことが窺える。

秋田での出会い

関東大震災が発生した1923（大正12）年、緒方（規）は、1年間のヨーロッパ、アメリカの留学から帰国して、翌1924（大正13）年に千葉医科大学（現・千葉大学医学部）の教授に就任した。

父・緒方（正）の後任となった石原率いる東大との関係は良好で、随時、連絡を取り合ったが、東大と異なり、研究費の面ではやりくりも必要になったようだ。

新潟の安田村の研究所が閉鎖となっているが、ツツガムシ病の病原体を追究するには、現地での調査はやはり必要だった。今さら新潟をはじめ、各研究者の縄張りに踏み込むことは考えられなかった中で、緒方（規）が活路を求めたのは秋田だった。

雄物川上流の秋田県雄勝郡湯沢町で私設の日本沙蝨病研究所を拠点に活動する田中敬助はいるが、秋田県は各研究者が足を踏み入れていない土地でもある。

1925（大正14）年、緒方（規）は東大の石原と共に、中央の学会に姿を見せない、東大の先輩でもある田中を訪ねた。

田中はかつて、ホームレスにツツガムシ病の患者の血液を接種した研究を緒方（正）の判断で非公開とされたが、そうした過去に対して、息子の緒方（規）に恨み辛みを述べることはなかったらしい。緒方（規）がその論文の内容について、田中や、あるいは父の緒方（規）に直に詳細をたずね、把握したかは今もってわからない。

以後、夏ごとに緒方（規）は日本沙蝨病研究所を拠点とし、田中と共に患者の診察や病気の研究にあたることになり、田中は緒方（規）と石原に、同じく秋田は雄物川の中流の大曲町（現・大仙市）にほど近い仙北郡内《うち》小友《おとも》村においてツツガムシ病を研究している開業医を紹介している。

その開業医は、寺邑政徳《てらむらせいとく》という。生家は、内小友村で二百年余にわたり代々医家を務めており、政徳は6代目であった。1886（明治19）年生まれで、1913（大正2）年に京都府立医学専門学校（現・京都府立医科大学）を卒業後は、1873（明治6）年に開設された順天堂医院（現・順天堂大学医学部附属順天堂医院）に1年間勤務し、1916（大正5）年に帰郷した。

開業医をする中で、定期的に田中を訪れて師事し、当地で毛蝨《けだに》病と呼ばれ、依然、猛威を振るうツツガムシ病について自らの診療経験に照らし合わせて、意見を交換していた。

寺邑家では3代目の三折の時代から毛蝨病の診療が重要となった。三折は皮膚に食らいついた毛蝨を摘出する方法に優れ、4代目の玄順は三折の技法に磨きを掛ける。角間川村の医家で、秋田藩に『計多仁治験』を提出した大友玄圭と子息の玄宰の門弟となり、指導を受け、毛蝨医者の評判を取った。政徳の父で、5代目の貫三も研鑽を重ねた。

明治時代後期から大正時代末期にかけての秋田、山形、新潟の3県の患者数と死亡者数は、それぞれ別掲の表の通りである。秋田県における1912（大正元）年以前の数字は、田中により秋田県衛生部へ報告されたものだが、医師が当局に届け出る届け出制ではないため、不明な点も

3県の年度別ツツガムシ病患者数と死亡者数（～1925）

	新潟県		秋田県		山形県	
	患者数	死亡者数	患者数	死亡者数	患者数	死亡者数
1905（明治38）年	125	27	251	11		
1906（明治39）年	195	57	151	11		
1907（明治40）年	254	72	113	6		
1908（明治41）年	264	79	不明	不明		
1909（明治42）年	192	52	59	3		
1910（明治43）年	175	48	54	3		
1911（明治44）年	47	12	不明	不明		
1912（大正元）年	71	26	不明	不明		
1913（大正２）年	94	32	不明	不明		
1914（大正３）年	174	57	不明	不明		
1915（大正４）年	224	78	33	12		
1916（大正５）年	209	64	39	13		
1917（大正６）年	227	94	61	24	40	20
1918（大正７）年	212	86	不明	不明	16	9
1919（大正８）年	73	25	不明	不明	14	2
1920（大正９）年	131	46	133	19	34	20
1921（大正10）年	110	27	38	6	10	0
1922（大正11）年	78	28	52	8	8	0
1923（大正12）年	62	20	21	4	18	6
1924（大正13）年	42	7	33	5	5	0
1925（大正14）年	34	7	55	8	8	4

佐々学『恙虫と恙虫病』より

含まれていた。

病原体はリケッチアか？

1924（大正13）年、長与は患者の血液をサルの皮内に注射して、改めて経過を観察している。注射をした部位に、ツツガムシ病の患者と同じ刺し口が確認され、その組織をプレパラート上で染色して、顕微鏡下で観察すると確かに同じ微小体が確認できた。

発疹チフスに関して、リケッチアという新たな病原体についての論文も日本に入ってきており、長与は微小体について次のように考えるようになった。

「ツツガムシ病の病原体は、リケッチアではないか」

長与はもはや原虫説に固執しなくなっていた。同じく原虫説を唱えていた北里柴三郎が70歳を過ぎたとはいえ、まだ健在の中、長与が方向転換したのは注目された。

リケッチアであるにせよ、それを証明するには、この病原体を分離培養した上で、改めて動物に感染させなければならない。その壁はまだ誰も越えられないのだ。

1918（大正7）年の6月、川村は秋田県の湯沢へ出張に出向く折、長与らが防虫白衣で現地調査した山形県の谷地を訪れ、医療関係者を対象に「恙虫に就いて」と題して講演をした。病原体の特定については次のような趣旨を述べている。

「ベルツの新潟での現地調査以来40年。いまだもって病原体は発見されていない。病原体という根本的な問題に至っては〝日暮れて途遠し〟の感なきを得ない」

年老いるほど時間は経過しても目的が達せられない、という『史記』が出典の言葉を用いて、希望的観測なしを吐露した川村の言葉は、聴衆にとっても重いものだったろう。

『蛍草』

大正中期から後期、ツツガムシ病は有毒地を有する3県以外の一般大衆にも知られるようになった。

とはいえ、これは各研究機関がツツガムシ病の研究でしのぎを削る様子を新聞や雑誌が記事として取り上げたからではなかった。

当時の流行作家、久米正雄が発表した『蛍草』の影響である。

福沢諭吉が創刊した有力紙『時事新報』の連載小説で、掲載期は1918（大正7）年4月から半年間、186回掲載された。単行本は同年11月に東京・日本橋の春陽堂から刊行された。

久米は夏目漱石の門下生だが、漱石の長女との恋に破れたことは知る人ぞ知る話だった。

当時、『時事新報』の記者で、後に文藝春秋社を創業して総合雑誌『文藝春秋』を創刊、1935（昭和10）年に年2回授賞の芥川賞と直木賞を創設する菊池寛は、失恋の傷心に沈む28歳の久米に、自らの体験を生かした恋愛小説の執筆を薦めた。これが『蛍草』の誕生につながった。

ちなみに久米は菊池と共に、第1回から1942（昭和17）年下半期の第16回までの芥川賞、直木賞の両賞の選考委員を務めてもいる。

ツツガムシ病の治療薬の発見を目指す若手医師を主人公に、恋人、ライバル医師らとのやりとり、周囲の人間の複雑な恋愛模様を紡いだ『蛍草』は、1930（昭和5）年に映画化もされた。

主人公の野村辰夫と星野四郎は、帝国大学医科大学の同窓で親友同士だった。互いに秀才の誉は高かったが、卒業時、銀時計組の首席は星野だった。野村の争いを好まぬ温和な性格に対して、星野は自己顕示欲がはなはだ強かった。

二人の仲に亀裂が入るのは、野村がアメリカのロックフェラー研究所での研究生活を2年で中断して帰国したときである。野村は、初恋の相手で、許婚者でもある澄子と結婚し、彼女を伴って再渡米することを決意して帰国したが、澄子は星野と昵懇となっており、結婚の準備が進められていた。親友の星野が澄子を奪っていた事実に野村は奈落の失意を味わう中、親代わりとなって面倒を見てくれた婆やが発疹チフスを患い、入院。入院先の主治医はなんと星野だった。

老衰もあり、手当ての甲斐なく婆やが死んだ後、伝染病研究所の細菌部に欠員一人が出たことを知り、野村が担当の博士宅に出向くと、そこには星野も現れた。二人は同時に採用され、研究室も助手も別々に与えられる。研究テーマは発疹チフスの病原体の追究だった。

野村も星野も同時期に、発疹チフスの病原体を発見した。学会発表に慎重を期す野村に対して、星野は野村の研究室を訪ね、学会発表する旨を伝えた。野村は星野に顕微鏡標本を見せ、同じものかとたずねると、星野は「僕の見つけたのはこれじゃあ無いようだ」と述べた。

しかし、学会で星野が参加者に提示した標本は、野村と同じものであった。野村と彼の助手は敗北を自覚した。病原体を新発見しても、本当に発見したと認められるためには、論文にまとめ、学会で発表する手続きが必要であるゆえ、慎重居士の野村は墓穴を掘るかたちとなった。星野の発見は世界の学会でお墨付きを得てはいないが、星野は一般紙が「世界的名誉」と大きく取り上げる〝時の人〟になり、澄子と結婚式を挙げた。

星野の絶頂を見せつけられた野村は、酒に溺れる。通い詰めたバーで、ある夜、医学生たちの会話から星野がツツガムシ病に取り組む話を小耳にはさんだ。酔いつぶれた帰路、野村は落雷の衝撃で頭から道に叩きつけられた後、自動車に足を轢かれる。病院に担ぎ込まれ、3週間余の入院。このとき、在野の研究所の所長が突然、野村の病室に現れる。ツツガムシ病の研究で名高い小島博士だった。

信濃河畔の研究所を拠点に現地調査しており、ツツガムシ病の原因が赤虫であることまでは突き止めたが、政府からインド出張を命じられ、ツツガムシ病の研究を野村に託したい旨を伝えに来たのだった。野村は要請を快諾し、星野との新たな戦いを決意して、伝染病研究所を去る。

しかし、信濃河畔の研究所は突然の火事で焼失する。小島博士は、星野の手によるものかと疑う。野村は、有志からの資金援助もあり、最上河畔の山形県西村山郡に研究所を構える方向に転換した。西村山郡は、愛しき婆やの故郷でもあった。

星野がいる伝染病研究所は信濃河畔に拠点があるが、赤虫の発生が今季は少ないこともあり、星野は野村と同じ最上河畔に拠点を構えた。野村は星野と澄子に一矢報いたい気持ちがあった。星野に引導を渡し、新たに輝かしい業績を手にする肚づもりだった。

野村は病原体を特定することの困難さを把握し、治療薬の開発に研究の比重を置いた。星野も同様の方向を取る中、星野は野村を訪ね、

「先に治療薬を完成させた方が、その薬で相手の患者を治療してはどうか」

と提案した。明らかな挑戦だったが、野村は承諾した。

野村は、再会したかつての助手と共に、植物から抽出した成分を用いて治療薬を開発。「野村液」と名付けられた注射薬はサルを用いた実験で効果を示した。では、患者には有効かと思案する中、野村の新たな恋人である淑子が鎌倉の別荘から訪ね、有毒地を自ら歩き、野村の研究のための人体実験を申し出る。ツツガムシ病にかかり、高熱で意識朦朧の淑子へ治療薬を投与したところ、見事に効果を発揮し、淑子は蘇生する。人体での有効性が証明されたのだった。

その後、「星野の研究所で澄子がツツガムシ病を発病した」旨を野村は知らされる。星野との約束を思い出しつつ澄子を救うために星野のもとに行く。澄子は東京から夫を激励に来たが、研究に没頭する星野には間が悪く、邪険に扱わざるを得なかった。近くには野村の研究所もある。澄子は諸事を思い巡らし、気分も沈む中で、田舎道を歩いた。ツツガムシ病の恐ろしさを十分に知らなかった澄子が歩いた場所は、運悪くも有毒地だった。

星野は治療薬の開発に失敗し、野村に澄子への「野村液」の投与を願った。投与後に野村は引き上げる。星野はジレンマに陥った。澄子の回復を祈りつつ、回復しなければ、と願いもした。澄子が回復すれば、「野村液」によって救われたことになる。野村のかつての恋人で許婚者であった澄子が、野村の手により救われることは夫の星野には生き恥となる。

3時間後、澄子は意識を回復する。夫の治療薬で命が救われたと思い、野村を捨て、星野を結婚相手に選んだ自分と母親の眼力を喜んだが、星野は澄子にすべてを話し、野村への挑戦が裏目に出て、完全なる敗北を喫したことを詫びた。「なぜ、自分を殺さなかったのか」と澄子は星野を詰問した後、鎮静剤を飲んで眠ったように装ってから、部屋を抜け出し、最上川に身を投げた。

星野は野村に「野村液」の効果を確かめたことを報告し、あわせて澄子の死を伝えた。結果として、野村は星野と澄子に復讐を果たした。2、3日後、野村が早朝の最上河畔に佇むと、一輪の蛍草（ツユクサ）が青色の花を咲かせていた。

「野村液」を開発した野村は婚約した淑子に1年後の帰国を約束して、ロッキー山紅斑熱への応用も試みるため、また、星野が見出したとはいえ、世界の学会が確定を出してはいない発疹チフスの病原体の追究も課題として再びアメリカに向かう――というのが『蛍草』の構成である。

『蛍草』が発表されたのは、ロシャ・リマによってリケッチアという新たな病原微生物が発見された2年後である。ツツガムシ病については病原体も治療薬もわかってはいなかったが、山形県の最上川流域のツツガムシ病の恐ろしさを十二分に伝える役割を果たした。挿画は鏑木清方の門下生で、美人画で高名だった伊東深水だったことも話題となった。

スピロヘータ、リケッチアの名の由来となったリケッツの名前、ロッキー山紅斑熱、サルを用いた実験など微生物学の知識、研究法、溝延村はじめ最上川流域の実在の固有名詞なども『蛍草』には記述され、非常によくできている、と緒方（規）は評価し、資料の収集や取材について久米に直に問いあわせたところ、伝染病研究所を経て北里研究所に在籍する宮島幹之助の協力を得た、との回答があった。

学会発表に慎重を期し、失意を味わう野村の姿。小説の一シーンではあるが、昭和時代に入るや、緒方（規）は自ら酷似した体験を味わわされる。それは「事実は小説よりも奇なり」を地で行く展開であった。

第3章

昭和時代〈戦前〉

病原体は新発見の微生物

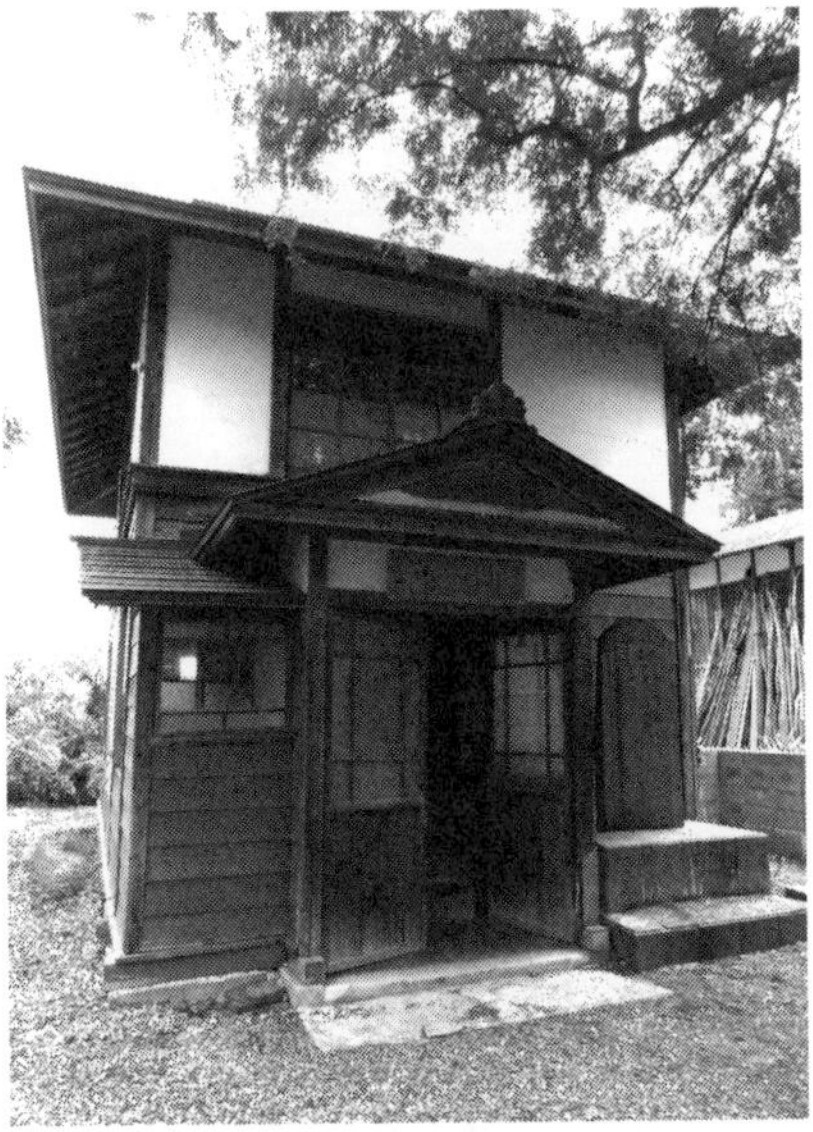

現在は秋田県大仙市の指定文化財となっている、
1933（昭和8）年に建てられた恙虫病研究所（著者撮影）

ウサギによる累代培養とサル問題

昭和のはじめ、日本のツツガムシ病の研究は千葉医科大学の緒方（規）を中心に回る。ツツガムシ病の病原体の正体を、事実上、日本において最初につかんだのが緒方（規）だったからである。

鬼籍に入った父・緒方（正）も含め、多くの研究者がツツガムシ病に取り組み、病原体発見の先陣争いを展開してきた中、1887（明治20）年生まれの緒方（規）は、その中で最も若く、後発だったが、創意工夫に富んだ研究を敢行していた。

1927（昭和2）年の夏、緒方（規）の教室では、秋田県で得た患者の血液を、実験室内でイエウサギの睾丸に接種して培養を試みた。梅毒や痘瘡で報告されていたウサギ睾丸への接種法は培養や動物実験が難しい病原体に試みられるようになっていた。

この実験を試みようとしたのは、秋田の田中が患者血液をホームレスに接種した実験にヒントを得たからであるということを、緒方（規）は後年の著書に記している。

ツツガムシ病ではサルが実験動物に用いられているが、サルはまず値段が高い。飼育する際にも、咬みつく、引っ掻くなど強い攻撃性を示すという問題もあった。万一、実験室から逃げ出した場合の人への危害も懸念された。

それに、一度、ツツガムシ病毒を接種すると、体内にツツガムシ病の病原体への抗体が一時的にもできるらしかった。改めて病毒を接種しても免疫らしきものができて以後は確たる症状が見られず、実験には使えない。本当に免疫が確立されたのかどうかは5年、10年の長期間の観察も必要になるため、正確なところは不明だが、研究者は〝免疫ザル〟と呼んでいた。

研究室では、発病中のニホンザルを解剖することもあったが、〝免疫ザル〟の処遇に困り、動物商に払い下げる場合もあった。

猿回しなどの芸を仕込んだニホンザルは、1匹300円から400円とも言われていた時代だ。動物商は安く買い取った免疫ザルを、ツツガムシ病を研究する他の研究室に「新品です」と売りつけて一商売したりしていた。だまされた研究室にしてみれば、免疫ザルでは実験ができず、予算が無駄遣いになった。

ツツガムシ病がテーマの学会の席上でも、その点が問題となり、本題から外れて免疫ザルと新品ザルの見分け方について、体験に基づく意見交換も活発に行われたようである。耳を見て採血した痕が見られるかどうかがまず挙げられたが、それよりもサルの学習能力の高さから見分ける方法が一番確実だろう、ということになった。

サルやウサギ、マウスの体温を測定する場合、肛門に差し込む動物用検温器を用いる。免疫ザルは、何度も白衣姿の研究者に検温器を差し込まれた経験がある。そこで、研究者が白衣姿で動物用検温器を持ち、サルの前に現れると、免疫ザルであれば要領を見事に心得ており、尻を研究者に向ける習性が確認されていた。

免疫ザルの払い下げは、他の研究者に多大な迷惑をかける可能性があることから、研究室で解剖材料として有効に活用し、払い下げはしないと申し合わせた。

こうしたサル問題があったがために、研究費の無駄遣いを防ぐ観点からも、ウサギでツツガムシ病を発病させることができるのならば大きな進歩となる。入手しやすい価格であり、また、取り扱い時に暴れたりはするものの、危害を加える可能性はまずないからだ。

緒方(規)が取り組む前に、ウサギの睾丸への接種法は各研究室で試されていたが、培養は確認されず、「実験動物はサル以外では無理ではないか」という声も出ていた。

ウサギを実験台に乗せて、頭、前足、後ろ足、胴体を押さえる者がそれぞれおり、1人が左手で睾丸を押さえて、右手に持った注射器で刺す。

接種して2週間、3週間と経過を観察したが、何も起こらなかった。これは多くの研究者も経験しており、緒方(規)も承知の上であった。多くの研究者はここで、「培養は失敗、無理」と見切りをつけ、実験を打ち切ったが、緒方(規)の実験はここからが本番であった。

反応が見られなかった睾丸を切除して、乳鉢ですり潰し、生理的食塩水を加えて乳剤を作り、別のウサギの睾丸に注射し、3週間ほど経過を見る。変化がなくてもまた、睾丸をすり潰して乳剤を作り、新しいウサギに注射する……これを続けたのである。

5代目のウサギは、睾丸が固く腫れる睾丸炎の症状を呈した。ツツガムシ病の患者に見られる典型的な刺し口の潰瘍は見られないものの、この睾丸炎こそが緒方（規）の狙いであった。

この睾丸から組織を切除して、ギムザ染色し、顕微鏡検査を行ったところ、細胞の原形質内にリケッチアに似た微小体がびっしりとあることが観察できた。

このリケッチアに似た微小体を緒方（規）は、リケッチア様小体と名付けた。腫脹した睾丸を乳剤として、また、新しいウサギに注射すると、睾丸は腫脹し、必ず、顕微鏡検査でリケッチア様小体が確認されるようになったのである。

研究室内での感染と殉職

リケッチアに似た微小体の存在を長与も確認していたことは既に記した。緒方（規）が培養に成功したものが、本当にツツガムシ病の病原体であるかどうかについて、この時点で異を唱える者がいてもおかしくはない。

では、どのように動物実験で証明するか、という課題に直面する最中、緒方（規）の研究室では思わぬ事故が発生する。

動物実験を担当していたのは、30歳の北川承一という助手だった。ウサギの睾丸に注射を打つのも北川の仕事だったが、北川はリケッチア様小体を含んだ睾丸の乳剤を、新しいウサギの睾丸に注射しようとしたとき、誤って注射針を左手の指先に刺した。

頭、手足を押さえつけられたウサギが抵抗して暴れたのか、北川の目測がたまたま狂ったのかはわからないが、一瞬の出来事だった。現代であれば、針刺し事故として扱われ、各種の感染症が危惧され、精密検査の対象となる。

山形の谷地での長与らが防虫白衣を身に着けて赤虫のいる場所に乗り込んだように、ツツガムシ病の感染は、まず自然の中で生じるリスクである。患者から医師や看護師、家族らへの二次感染はないだけに、医師らは身の危険を感じることもなく治療にあたってきた。虫掘り医者が刺し口から虫をほじくり出し、赤虫をたまたま見つけ出しても、患者の組織液を吸った後だけに、虫掘り医者に襲いかかるわけでもなかった。

北川はただちに切開して消毒はしたが、研究室の中で感染するなどとは誰も考えもしなかった。針刺し事故から2週間後、北川は発熱し、それから11日後の11月17日に死亡する。ツツガムシ病による研究室内での感染事故は、日本で初の出来事であった。

衝撃は大きく、学界内にも波紋を広げ、緒方（規）は監督責任を強く問われた。

しかし、北川の死は無駄にはされなかった。

北川の血液をウサギの睾丸に接種して経過を観察すると、これまで同様に睾丸が腫れ、乳剤にしてみると、リケッチア様小体が確認された。

緒方（規）は学会で以上について説明し、

「ウサギの睾丸への乳剤の接種は、病原体の純培養法が確立されるまでの最適な方法である」

と発表した。しかしながら画期的なこの手法の誕生が殉職を伴ったことにより、会場は重い空気に包まれた。

北川の死によって、改めてツツガムシ病の恐ろしさが確認されたが、このとき、各研究者が他山の石として受け止めたかどうかはわからなかった。

翌1928（昭和3）年1月、緒方（規）らは『千葉医学会雑誌』に、「恙虫病（毛蝨病）ノ稀有ナル研究室内感染例（故北川承一氏ノ霊ニ捧グ）」を寄稿した。

北川の血液から得られたリケッチア様小体は、緒方（規）の研究室でウサギに累代培養されていった。2年で80余代にわたり、1929（昭和4）年からは、緒方（規）の研究室より東大伝染病研究所、新潟医科大学など各研究室に「千葉系北川株」と名付けられて、分与された。

これは実験室での研究に大きな貢献を果たすことにもなったが、「北川株」を一大学の研究室内に留め、門外不出としなかったのは、北川の尊い死を、日本の医学界における共有財産として活用してほしいと願ったからだろう。

学会で発表もしており、こうした姿勢は新潟医科大学の宮路がドイツでの留学時に感じた、「科学は万人のためにあり、研究成果は個人のものではなく、研究者に等しく帰するものである」という理念を実践するものでもあった。一刻も早く、病原体を確定し、治療法を見つけ出すことを是とする医学者としての良心でもある。

緒方（規）らは続いて、サルを用いて発病させ、そして、そこからリケッチア様小体も確認し、1929年、『千葉医学会雑誌』に、「恙虫病病毒ノ家兎睾丸接種ニ依ル移植並ニ其組織内ニ出現スル微生体ニ就テ」を発表した。

この中で、緒方（規）らは、

「毎回主として組織球内に多様形の微生体を証明し、（中略）本微生体を以て恙虫病々原体に擬せんとす」

と記し、病原体はプレオモルフと呼ばれる多形態性の細胞形態を示していることを踏まえて、

「彼《か》のリケッチア型とも謂うべきか」

と言及した。

この時点で、緒方（規）こそツツガムシ病の研究において、最も注目される大仕事をやってのけた人物となった。亡き父・緒方（正）を含めて、病原体の学名の命名論争が繰り広げられてきた中で、緒方（規）は伏兵の存在から一気に本命に躍り出た格好となったのである。

だが、彼は慎重だった。前述の論文で「彼のリケッチア型とも謂うべきか」と述べたように、自ら病原体について断定的に表現することは避け、なおかつ学名の命名も行わなかったのである。

いささか不自然さも感じられるが、北川の死を伴ったにせよ、決定的な結果が学界内で周知されたことで、自分の他に命名者が現れることはない、と考えていたとしても不思議ではない。

学名命名騒動

ツツガムシ病の病原体はリケッチアではないか——学界内でも、そうした声が強くなっていた。

それは緒方（規）の発表に対する反響の大きさもさることながら、１９１６（大正５）年にロシャ・リマによって発疹チフスの病原体に *Rickettsia prowazekii* の学名が与えられた後、１９２２

（大正11）年にフランス・パリ大学の分類学者のエミール・ブルンプトが、1909（明治42）年にロッキー山紅斑熱の患者の血液からリケッツが見出した桿状体の微生物もリケッチアであるとして、*Rickettsia rickettsii* と命名していた点も大きかった。

このブルンプトが、1910（明治43）年、伝染病研究所時代の宮島から送られた赤虫の標本を分類して、*Trombidium akamushi* と命名していたのは既に記した通りである。

謎とされていた熱病の病原体が、続々とリケッチアと結論づけられる趨勢にあって、顕微鏡下の形状から考えてもツツガムシ病もリケッチアではないか、と考えるのは、至極当然であった。それに症状も高熱と発疹であるという共通点があり、リケッチアと説明することで辻褄も合う。ウサギの睾丸の他に、動物実験には他の方法も見出された。これが学界での騒動の火種ともなったのだから、学問とは苛酷なものである。

1930（昭和5）年、長与、三田村、田宮、東京女子医学専門学校（現・東京女子医科大学）の佐藤清も加わった伝染病研究所のグループは、緒方（規）から分与された千葉系北川株を含めた4系統のツツガムシ病の病毒を、ウサギの前眼房内（角膜の裏側）に接種し、角膜の内部にあるデスメ膜でリケッチア様小体の培養を試みた。

東北帝国大学（現・東北大学）医学部の眼科から、デスメ膜を用いた体外培養法が発表されていたことで、それにヒントを得たという。

長与らは接種から2週間後、ウサギの目からデスメ膜を剥離し、染色作業を経た塗抹標本を顕微鏡検査したところ、鮮明なリケッチア様小体を確認した。これによって、デスメ膜でリケッチア様小体が繁殖していることが明らかとなった。

このリケッチア様小体は、緒方（規）が長与らに先駆けること3年、1927（昭和2）年にウサギ睾丸への接種法によって見ていたものと同じではあるが、長与らの場合は、鮮明な標本作成に成功した点で、「純粋に取り出されたツツガムシ病の病原体」と評された。

長与らは自らの研究グループで確認したこのリケッチア様小体を東洋のリケッチアを意味する*Rickettsia orientalis*（リケッチア・オリエンタリース）と命名し、1930年5月20日発行の『実験医学雑誌』に「恙虫病々源体ノ新証明法」という論文を発表した。もちろん、英語やドイツ語など外国の医学雑誌にも投稿した。

日本リケッチアではなく、東洋リケッチアとしたのは、この頃になって台湾の本島にもツツガムシ病の病原体棲息が確認されたことが影響している。

既に記したが、台湾は1895（明治28）年、日清戦争集結後、日本の領地となり、台湾総督府を中心とする日本の統治体制が確立した。日本の医療関係者、防疫関係者も多く台湾に赴いていた。

そうした中で、台北近くの基隆港の検疫医官である羽鳥重郎が1915（大正4）年から1920（大正9）年にかけて、日本のツツガムシ病に似た疾患が台湾の本島各地で見られることを論文で5回にわたり発表したのである。

各報告から川村はツツガムシ病であることは間違いないと認め、緒方（規）は1929（昭和4）年の台湾出張時、台湾の患者の血液からリケッチアを分離し、自らが2年前に確認したものと同じリケッチアと認定した。

しかし、不思議なことに台湾での死亡率は日本に比べて低く、10%ほどであった。日本のものを強毒とすれば、台湾型は弱毒と言ってよさそうだった。さらに、日本のツツガムシ病と異なるのは、日本のように患者は大河の流域に発生するのではなく、山麓の原野、山岳地、竹藪、砂地などで刺されていることだった。河川の有無は関係なかった。

さて、長与らの伝染病研究所の研究グループによる *Rickettsia orientalis* の論文が印刷され、刊行される直前の1930年4月21日の月曜日。東大で開催された東京医学会の席上で、長与は「恙虫病病原に就て」「発疹チフス病原に就て」の2題で、多くの標本、図表を示して講演を行い、前者の学名を *Rickettsia orientalis* と命名したことを発表した。

過去、各研究者らが学名をつけてきたが、この東洋リケッチアこそが、ツツガムシ病の病原体として、初めて疑う余地なく命名された学名となったのである。

この学会には東大医学部OBの緒方（規）も当然、出席していた。席上で長与らのグループによって、リケッチア様小体に *Rickettsia orientalis* なる学名が付けられたことを知った。

自らが最初の発見者であり、しかも、長与らの病原体の確定に際しては、千葉系北川株も用いられている。長与らが観察しているリケッチア様小体は、3年前に緒方（規）本人が見ていたものを確認した、と解釈することもできる。

「伝研側で病原体に *Rickettsia orientalis* と命名するのならば、私の方に一応のご相談が欲しかった」

このとき緒方（規）は、あまりのショックにそう述べるのが精一杯だったようだが、以後、緒方（規）は機会があるごとに長与らに撤回を迫る。自ら提供した千葉系北川株も使っての検出だけに、一言の断りもなく命名したことは、到底、納得がゆくものではなかった。

緒方（規）が台湾のツツガムシ病について病原体の存在を確認し、それが皮肉にも東洋リケッチアの名前に繋がった、とも言える。

遅きに失した中で、緒方（規）は *Rickettsia tsutsugamushi*（リケッチア・ツツガムシ）と命名し、ドイツの『細菌学中央雑誌』に論文を送った。

1つの生物について、2つの学名が現れた場合、1日でも早く、学術誌に論文が掲載され、配布された方に優先権がある。発見者と命名者が同一でなければならない、という理由もない。これらは万国動物命名規約におけるルールである。

しかも、一度発表された学名は、よほどの誤りが認められるか、変更に値する分類上の新たな科学的な理由がなければ、本人が撤回を申し出ても不可能である。

緒方（規）の命名が、ドイツの『細菌学中央雑誌』に掲載されたのは、1931（昭和6）年と、長与らの発表から1年ほどの時間が経過してからだった。

しかし、同雑誌に新潟医科大学の川村らの論文も掲載されたことで、話はややこしくなった。川村は赤虫の唾液腺における顕微鏡検査でリケッチア様小体を確認したとして、病原体を *Rickettsia akamushi* と命名したのである。川村の観察は、赤虫に刺されたとき、唾液の中のリケッチアが人体に注ぎ込まれることを裏付けるものであった。

同雑誌において、緒方の論文が川村よりも先に掲載されたのは、緒方の投稿を先に編集部が受け付けたからだ、と考えられるが、川村のものが先であれば、緒方（規）は川村に対しても撤回を要求したに違いなかった。

ただし、川村は自ら命名した学名に固執する姿勢は取らなかった。それは学内の同僚である宮路の「万国動物命名規約を重んじるべき」という見解を踏まえてのものだった。

緒方（規）は学会の席上で、長与に対して学名の撤回を強く求め続けた。ツツガムシ病の研究では確たる成果を示すことができなかった父・緒方（正）や、実験室内の事故で命を落とし、結果的にリケッチア説の証明に貢献した助手の北川などの存在を考えれば、到底引き下がれず、撤回を求める姿勢も理解はできる。

だが、なぜ、緒方（規）が累代培養に成功した時点で命名を急がなかったのか、という疑問も学会内ではあったに違いない。

長与に対する緒方（規）の強い態度に対して、川村は、

「*Rickettsia tsutsugamushi-orientalis* にしてはどうか？」

と緒方（規）に提案した。長与の撤回があってもなくても変更は難しいものの、川村としては緒方（規）をそうなだめるしかなかったようだった。

県立愛知医科大学の林直助は１９２０（大正９）年に *Theileria tsutsugamushi* と命名し、原虫類の一種と考えていた。その林の参戦で、話はさらに混乱を呈した。

「自らもかつては *Theileria* と考えたが、現在では *Rickettsia* が正体と考えるゆえに、*Theileria tsutsugamushi* を *Rickettsia tsutsugamushi* に変更する。自分が命名者の第1号である」

林はこのように主張し、ヨーロッパ、アメリカの医学雑誌に論文を送ったのである。

さて、真っ先にリケッチアとしての学名を命名し、発表した長与の側近である三田村、田宮らは、

「万国動物命名規約に基づいたものである」

と、緒方（規）の求める撤回には毅然とした態度を崩さなかった。

緒方（規）ら4人による学名命名論争は、戦後まで続くことになる。

殉職の悪夢が再び

1931（昭和6）年の満州事変を契機に日本は中国と戦端を開き、東南アジアにも侵攻を開始した。1945（昭和20）年8月15日まで続く、十五年戦争の始まりである。

刻々と戦時色が強くなる中でも、各研究室ではツツガムシ病の研究が続けられた。

学名命名騒動の渦中ではあるが、緒方（規）は研究に没頭し、1932（昭和7）年には、マウスの腹腔内でリケッチア様小体の累代培養に成功するという画期的な仕事を成し遂げた。

腹腔とは、人間を含む哺乳類の身体において、横隔膜より下部の腹部の内腔を指す。腹腔内に投与された試料や薬物は、静脈を通じて全身にまわる体循環によって効率良く吸収される長所がある。

緒方（規）の研究室では、マウスに注射をするとき、研究員の安全を鑑み、針刺し事故を防ぐため、マウス固定法を考案した。一人がマウスの上半身を大型の試験管の中に入れ、右手で試験管を握り、左手に持ったピンセットでマウスの後ろ足をしっかりとつかんで固定する。そして、もう一人が左手で尾をつかみ上に持ち上げ、右手でツツガムシ病の病毒を注射するのである。

窮鼠猫を嚙む、の諺もある。小動物とはいえ、危険を察知したときの捨て身の攻撃は侮れない。それに備えたのだ。

この実験法で、当時約1円のウサギに代えて、約15銭と格安なマウスを用いることが容易となったのは研究上、大きかった。マウス累代腹腔内接種法と名付けられ、各研究室で採用され、普及することになる。

学名の先取権争いが学界内を賑わす中、1932年、北里研究所は1つの審判を下した。「恙虫病病原発見に関する業績」により、緒方（規）、長与、川村の3人と共同研究者に対して、北里柴三郎らが創設した浅川賞を贈呈したのである。旧伝染病研究所の所員で、腸チフスの診断液を開発する功績を打ち立てた浅川範彦は、41歳で死去し、北里は彼の業績を記念して浅川賞を設立していた。

Theileria tsutsugamushi から *Rickettsia tsutsugamushi* と改めて学名を主張し、1931年に県立愛知医大から官立に移管した名古屋医科大学に所属が変遷し、1932年に退職した林は授賞の対象外となった。これは、林が顕微鏡で観察したものは緒方（規）、長与、川村らが観察したリケッチアとは異なるもの、と判断されたからであった。

北里研究所からすれば、学名の発表時に時間差はあるが、3人がツツガムシ病のリケッチアの発見者だ、と事実上、認定したわけである。

しかし、緒方（規）の怒りがこれで鎮まったわけではなく、長与に撤回を求め続けた。

不思議にも、病原体がリケッチアという微生物であると判明した直後から、研究室内での感染事故が頻発する。

1932年1月、新潟医科大学の川村率いる病理学教室で25歳の雇員が、ツツガムシ病に酷似した症状を呈して死亡した。新潟医科大学で初の殉職であったが、この死亡は1つの疑問を投げかけた。というのも、この雇員は前年にツツガムシ病に罹患したが、死亡は免れていた。ツツガムシ病のリケッチアに対する抗体があると思われ、再度発病しても重症となることは考えにくかった。

当時、川村の研究室ではロッキー山紅斑熱の研究も行っていた。アメリカから取り寄せた紅斑熱のリケッチアによるものか、という疑問も持たれたが、紅斑熱だったかどうかが調べられることもなかった様子であった。

それから約半年後、2人目の犠牲者が出る。

1930（昭和5）年に新潟医科大学の病理学教授となった西部増治郎が39歳で死亡したのである。西部は1920（大正9）年に東大医学部を卒業し、伝染病研究所に入所。長与のもとで実験病理学を専攻し、1924（大正13）年から長与のツツガムシ病の共同研究に本格的に参加する。1927（昭和2）年にロックフェラー財団の研究員としてアメリカに留学。病原体を体外すなわち試験管内で培養して、研究と治療に役立てる組織培養について研究し、ヨーロッパの研究所にも留学し、1929（昭和4）年に帰国、翌年5月、新潟医科大学の教授に招かれた。

着任後、西部はウサギの肺臓内に千葉系北川株を接種して、緒方（規）が見出したものと同じリケッチアを確認した。一方で、緒方（規）のウサギ睾丸接種法による累代培養と、長与らのウサギ前眼房接種法ではどちらが培養に最適か、なども考察していた。

これらについての論文で、研究者の耳目を集めたのは、西部がツツガムシ病の病原体である微生物に対して、*Rickettsia orientalis* を用いた点である。新潟医科大学には *Rickettsia akamushi* と命名していた川村がいたにもかかわらず、である。

学内に配慮するならば、川村の学名を用いても決しておかしくはないが、西部とすれば長与の直弟子でもあり、万国動物命名規約を重んじて客観的に学名の意義を考慮していた、ということだろう。

その西部が1932年の8月、実験室内でツツガムシ病に罹患し、発病から13日目に死亡した。西部は発疹チフスも研究しており、発病はどちらのものかを川村は把握する立場となった。発病から6日目の西部の血液を分析すると、ツツガムシ病のリケッチアが確認され、さらに、念入りに血清学的検査を行った結果、発疹チフスではない、と判明した。

西部には、ツツガムシ病特有の刺し口は見当たらなかった。西部は千葉の北川のように注射針を刺す事故は起こしていないばかりか、マスクにゴム手袋を着用した上で、消毒も念入りに行うなど細心の注意を払っていた。

なにかしらのタイミングで皮膚の毛穴、あるいは皮膚の傷口などから、リケッチアが侵入した、と考えられた。川村は西部の死に対して、

「西部教授の過失、不注意によるものではない」

と結論付けたが、感染経路は判明しなかった。

西部の死を契機に、内閣恩給局は学術研究犠牲者には軍人の戦死者同様の恩典を与えることを決めた。

現代において、ツツガムシ病リケッチアは感染症法の適用対象であり、ＷＨＯ（世界保健機関）並びに厚生労働省が定めるところのＢＳＬ（biosafety level バイオセイフティーレベル）の基準に従わねばならない。

ＢＳＬは１から４まであるが、ツツガムシ病リケッチアは上位２番目のＢＳＬ３に該当する。他の部屋に空気が流れないように実験室は減圧設計を施し、病原体を扱うための安全キャビネットの使用が義務付けられている。

手袋、マスクはもちろん、皮膚の露出を防ぐ専門の防護服を身に着けた研究者には、しかるべき専門知識と神経質なまでの安全への配慮が求められる。ＢＳＬ３には各種リケッチアやペスト菌といった細菌類、ＳＡＲＳ（重症急性呼吸器症候群）、高病原性鳥インフルエンザなどのウイルスがある。

ちなみに、致死性が極めて高い最上位のＢＳＬ４は、エボラ出血熱、ラッサ熱、クリミア・コンゴ出血熱、マールブルグ病の４つのウイルスとペスト菌によるペストの５種で構成され、ＢＳ

L3よりもさらに厳重に封じ込めるための実験室の設計が要求される。

現代でも、これだけの制約を強いる危険な病原体を扱っているわけだが、昭和初期、医学部の研究室の設備は当時とすれば最先端ではあっても、現代のものとは比較にならない。それも、治療薬も治療法もなかった中での命懸けの仕事であった。

恙虫病研究所、虫除不動尊

秋田・湯沢の田中敬助に師事する寺邑政徳は、1933（昭和8）年には仙北郡内小友村（現・大仙市内小友）の寺邑医院の敷地内に木造2階建ての私設の「恙虫病研究所」を建て、診療が終わると、同研究所で顕微鏡検査、ウサギやマウスを用いた研究に没頭した。

地域社会に、また、中央の学会にも恙虫病研究所の名前は浸透してゆく。

同施設は、1階が顕微鏡をはじめ各機器を揃え、各種の実験も十分に行える研究所で、2階が約20畳の間取りだった。千葉医科大学の緒方（規）と東大医学部衛生学教室の石原喜久太郎の研究班は毎夏の出張時には恙虫病研究所の世話になる。雄物川までは約2キロほど。捕獲したネズミから赤虫を採集し、各種の実験を思う存分に行える1階、寝食の場としての2階を寺邑家が快く提供したのは大きかった。

この恙虫病研究所は、1991（平成3）年の大曲市指定文化財を経て、現在は大仙市の指定文化財として現存し、無料で一般公開されている。

新潟県の南蒲原郡中之島村（現・長岡市中之島）の西野集落には１９３４（昭和９）年、虫除不動尊が建立された。

１９２２（大正11）年に、信濃川に全長９キロを超える大河津分水路が完成した。新信濃川とも呼ばれたが、この分水路の完成によって、信濃川の流れが変化し、昭和時代に入ると、西野集落には新たな中州が現れた。西野集落は、この中州を開拓する許可を県から得て、10町歩余（１町歩＝３０００坪）のスイカ畑とした。

作付け、収穫、味は予想以上に良好で、西野西瓜の名で、近隣の町村に販売され、好評を得る。県からの交付金も得て、順調だったが、１９３３年に、中州で19人がツツガムシ病の被害に見舞われ、８人が死亡した。

集落の者の恐怖は大きかったが、かといって、農作業の放棄はできない。一同が頭を悩ます中、「開拓地に虫除不動尊を祀ってはどうか」と提案があった。提案者は、東京在住の西野集落の出身者であった。一同は賛成し、不動尊の建立が決定した。

虫除不動尊の建立は、昭和という時代に入っても、ツツガムシ病に対して、有効な治療法、治療薬が未だに見つかっていない現実を如実に物語っている。

翌１９３４年に、東京在住の西野集落出身者が骨を折り、千葉県の成田山新勝寺にて、新たに祀る不動尊の石像を譲り受け、同寺の奥の院から土と砂を譲渡してもらった。この土と砂を甕に納め、不動尊の下に埋めた。雨風、日差しを遮る御堂も建て、虫除不動尊は無事、建立となる。

3県の年度別ツツガムシ病患者数と死亡者数（1926〜1935）

	新潟県		秋田県		山形県	
	患者数	死亡者数	患者数	死亡者数	患者数	死亡者数
1926（昭和元）年	14	6	5	4	8	0
1927（昭和２）年	52	13	17	5	10	2
1928（昭和３）年	10	0	7	4	1	0
1929（昭和４）年	20	5	9	0	3	3
1930（昭和５）年	38	9	11	2	1	0
1931（昭和６）年	42	17	6	1	2	0
1932（昭和７）年	53	20	11	6	0	0
1933（昭和８）年	130	43	20	7	0	0
1934（昭和９）年	79	23	32	6	3	0
1935（昭和10）年	49	16	57	9	0	0

佐々学『恙虫と恙虫病』より

１９３５（昭和10）年より、毎年5月15日に先人の供養と集落の安全を祈願する供養祭が執り行われるようになる。西野集落では以後、顕著な被害は見られず、虫除不動尊の霊験のおかげ、と信じられるようになった。

さて、ツツガムシ病の流行地における患者数と死亡者数は、別掲の表のように各県で報告された。もちろん、これは判明している分であり、未報告の死亡者も相当数いたものと考えられる。

新潟県で猛威を振るう一方で、山形県では患者の発生も死亡もなかったというのは、本当か、という見方があってもおかしくはない。ただ、気象条件をはじめ何らかの自然的要因で赤虫が激減したことで、患者の発生が下がったゆえかとも考えられる。

ワクチンの構想

リケッチアという病原体の確定で、ツツガムシ病の研究は治療法の開発へと進むことになった。有毒地の患者に「しかるべき治療を施せば治る」という朗報を、一刻も早く届けたいのは各研究室の共通の願いでもある。

それは、病原体の発見、学名の命名がなされ、どこの研究室が治療法を最初に確立するか、という段階に移行したことを意味する。

学名の命名は研究者にとっては医学の教科書にも掲載される業績となり、名誉となるが、有毒地の農民をはじめとする患者にとってみれば、正直な話、学名の確定で命が救われるわけではない。それは結核菌の事例と同様であった。結核菌がコッホに発見されたのは1882（明治15）年であるが、治療薬はまだ見つかっていなかった。

この頃、ツツガムシ病の各研究室では、有毒地の患者だけではなく、自らの研究室に患者が発生しないか、も案じねばならなくなった。

というのも、千葉医科大学の北川のように針刺し事故による、明確な実験室内の感染事故ではなく、西部のような皮膚の毛穴、あるいは傷口などから、リケッチアが侵入したと思しき死亡感染事故が多発したからだった。

中でも、新潟医科大学は新たに2人の死亡者を出した。1934（昭和9）年と1935（昭和10）年に、川村の研究室で標本作成を担当していた雇員が相次いで死亡したのである。さらに、千葉の緒方（規）の研究室でも北川に続いて2人の殉職者を出し、名古屋の林の研究室でも3人が殉職した。

緒方（規）が、北川に次ぐ感染事故死を報告した学会において、東大伝染病研究所で長与の右腕としてツツガムシ病の研究に携わる田宮は、

「アフリカの現地に出向いて黄熱病にかかり、死去した野口英世のように、研究者が流行地に行って感染したとしても、それはやむを得ないことで同情に値する。だが、実験室で相次いで感染死亡事故を起こしたことは、ある意味で言うと一種の恥であり、一概に名誉ある戦死とは言えない。自然感染と研究室内感染の意義は異なり、同一論として述べるべきではない」

と、緒方（規）の監督責任を問うた。

一方、感染はしたが、無事に生還したという事例も各研究室から報告された。新潟医科大学の病理学教室では、川村も含めて助教授、講師と、トップの3人が感染したが、命に別状はなかった。西部と3人の雇員を失いつつも、自らは助かった川村の心中は察するに余りあろう。

実験室内でリケッチアを容易に扱えるようになったことが、はからずも実験室での感染事故を頻発させ、予防をどうするかという課題も与えるに至ったのは皮肉なものだった。

川村は、その課題に立ち向かい、ツツガムシ病のワクチンの試作を1936（昭和11）年に実行した。1932（昭和7）年1月の25歳の雇員の死亡は果たしてツツガムシ病が原因であったのか、という疑問は、ワクチンの試作にあたって大きな意味があった。有毒地において、一度で

も ツツガムシ病に罹り、死亡を免れた者は、その後、再びツツガムシ病を発病しても免疫抗体が体内にできているためか重症化することはないようであり、免疫を獲得できるワクチンの製造は論理的には可能ではないか、と考えられたからだ。

川村は生ワクチンを最適と考えた。生ワクチンは、生きているウイルスや細菌の毒性や発病力を弱めたものである。マウスやウサギ、馬などに本来の病原の毒素を継代培養を重ねて、病原性を弱毒化して人間に接種して免疫を獲得する。

生ワクチンの特徴として、接種後、1週間から10日の時間を置いてから体内で構築される免疫は強い。ただし、接種後はウイルスや細菌が体内で増殖するため、発熱や発疹、その他の症状が出る恐れがあり、中には死亡するケースもある。

これらに目をつぶれば、生ワクチンによる免疫の強さは、当時は、自然感染の場合と同等クラスに長続きするものと期待できた。

ツツガムシ病のワクチンの製造に関しては、ツツガムシ病毒であるリケッチアが必要となる。しかし、新潟、秋田、山形の各県のツツガムシ病は年によって患者数と死亡率が変化するものの、死亡率は30%から50%の強毒性である。

だが、川村には秘策があった。「弱毒性のツツガムシ病毒の使用」である。日本のものではなく、台湾のツツガムシから得られたリケッチアを使うのだ。台湾では死亡率は低く、10%ほどであった。日本のものは強毒であるとすれば、台湾型は弱毒と言えるからだ。

1933(昭和8)年には、台湾の西方約50キロに位置する台湾海峡上の澎湖諸島に同様の疾患があることが澎湖島医院の医師・山宮忠蔵より報告され、台湾の医学雑誌や軍医の専門誌などに1936年までに10の論文が発表された。草木の少ない平地、砂地の地帯で患者の発生が見られ、死亡率は台湾本島よりもさらに低く、3%程度であった。

日本海に面した限局された地域固有の風土病、と考えられていたツツガムシ病が台湾各地にもあったことに日本の研究者は驚き、症状の相違についても必然的に関心が集まった。

山宮は患者の血液からリケッチアを確認し、内地の各研究者に送付し、研究に役立ててもらうようにした。

各研究室では、弱毒性の台湾澎湖島株として保管されたが、川村の構想は、これを用いてのワクチンの試作だった。

精神科に協力を求める

ワクチンの構想にあたって、川村は新潟医科大学の精神科の教授にも相談し、協力を乞うた。ワクチンと精神科とは奇異な組み合わせだが、川村としては精神科の協力こそがワクチンの実用化に必要だった。というのも、開発したワクチンを精神科における発熱療法に用いて、効果を確かめようと考えたのだ。

発熱療法は、発熱の精神病治療への応用である。19世紀後半、精神疾患患者が腸チフスにかかって高熱を発したところ、退熱後には精神症状が消えていた、という報告がなされ、オーストリアの医師、ユリウス・ワーグナー・ヤウレックは、梅毒性精神病の進行麻痺に対して、マラリア原虫を用いて発熱させる治療を実践した。

梅毒菌は高熱に弱いことから、意図的に患者をマラリアに感染させて梅毒を死滅させ、精神病の進行を止めてから、治療薬であるキニーネを投与してマラリアを治療したのである。この発熱療法はマラリア療法と名付けられ、ワーグナー・ヤウレックは、この業績により1927（昭和2）年にノーベル生理学・医学賞を受賞した。

川村が精神科に協力を要請したのは、精神科に入院している患者にワクチンを接種したい、という旨であった。ワクチンの手順として、澎湖島株をウサギに接種し、ツツガムシ病を発症させる。そのウサギの睾丸を乳鉢ですり潰し、生理的食塩水で10倍に希釈して乳剤をつくる。この乳剤を精神病患者の皮下に接種する。

接種後、全員が高熱を出すに違いないが、弱毒性のため、全員が発疹を呈するかはわからない。弱毒性なので死亡者が出ることはない、と川村は考えた。同時に、高熱による麻痺性認知症の緩和を期待したのである。

それから1週間の時間をおいて、免疫が確立されているかどうかを確かめるため、ツツガムシ病毒を接種する。その病毒は、新潟医科大学で初の殉職となった25歳の雇員の血液から得られたリケッチアで、同じくウサギに接種し、発症後、睾丸を乳鉢ですり潰し、生理的食塩水で10倍に希釈した乳剤を注射する。

正真正銘の強毒を接種して、死亡者が出なければ免疫は確立されたことになり、ワクチン開発は成功、となる。精神科に入院している男性16人、女性6人の計22人に対して、川村試作のワクチンは接種された。全員が高熱を発し、18人は発疹が現れるというツツガムシ病の症状を示したが、死亡する者はいなかった。

接種から8日後、熱が下がらない2人を除いた20人に対して、リケッチアが接種された。結果、4人が高熱を発したが、発疹を呈した者はなく、リンパ腺の腫脹も軽微であった。20人という母集団を少ないと見るかどうか、という問題もあるが、死亡する者も重篤な症状を呈した者もいなかったことは、川村のワクチンが成功だったことを意味した。

その成果は1937（昭和12）年2月に刊行された『日本医事新報』に掲載され、医学の範囲を超えて反響を巻き起こした。

その反響とは、「精神病患者を使った人体実験ではないか」という批判だった。麻痺性認知症に対する発熱療法として行った、という主張は通用しなかった。

名古屋医科大学を退職していた林は、澎湖島株の死亡率が3％といっても、あくまで日本産株に比しての弱毒であり、その生ワクチンは危険だ、と痛烈に批判した。

川村にとって、このワクチン試作が新潟医科大学における事実上、最後の仕事となった。

同年の夏、慶応義塾大学医学部の病理学教室教授の死去に伴い、自ら新潟での仕事にピリオドを打ち、転任する。あわせて、北里研究所の部長に迎えられた。

1911（明治44）年の赴任から、四半世紀余過ごした新潟を去っても、川村のツツガムシ病のワクチン開発への情熱は衰えず、1940（昭和15）年に再び挑む。

秋田でのワクチン接種

川村は、1940（昭和15）年5月早々、弱毒性の台湾澎湖島株から作ったワクチンを秋田県衛生部の協力のもと、ツツガムシ病予防という目的で、同県平鹿郡睦合《むつあい》村（現・横手市十文字町睦合）の200人の農民を対象に接種した。

ツツガムシ病予防を堂々と謳ったのは、以前「精神病患者を使って人体実験した」という非難があったにせよ、強毒性のツツガムシ病毒をワクチンの投与後に接種しても死亡する者がいなかったことへの自信の表れであった。

今回は、続けてツツガムシ病毒を接種することはしない。免疫が作られることに川村は絶対の自信があり、接種後の免疫保持期間はどの程度か、を確認する目的があった。

秋田県としても、農民が安心して農作業に励めるためにも、ワクチンへの期待は大きかった。

しかし、予期しない事態が起きる。まず、接種した全員が高熱を発した。これは新潟でも経験済みであったが、うち39歳の男性が5月24日に死亡する事態を招いたのだ。

5月25日付の『東京朝日新聞』の秋田版は、「死亡重体の悲報　事態重大化に県極度に緊張権威者続々睦合村へ」と大見出しを打って報道した。死亡者が出たことで川村と秋田県衛生部は大きな非難を受け、秋田県警察部も調査に乗り出す社会問題となったのである。

この事態を受け、寺邑は県より睦合村に滞在するよう依頼されて現地に急行し、川村も夜行列車で秋田入りをした。

200人中1人の死亡であるから、死亡率は0・5%で、澎湖島の死亡率の3%と比べれば甚だ低い、という見方はもちろんここでは適当ではなかった。

弱毒性の株の毒をさらに弱めたものであっても、結果的に死亡を招いた責任は大きい。安全であると考えられたワクチンでも死亡者を出した以上、もはやこれ以上の接種は望めなかった。

さて、翌1941(昭和16)年の8月16日、ツツガムシ病の病原体に初めて学名を与えた長与が死去した。63歳だった。

ツツガムシ病の病原体の世界初の学名命名者となった長与は、伝染病研究所の所長や東大の医学部長を経て、東大の第12代総長も歴任した日本の頭脳であった。病理学者として日本癌学会や癌研究会癌研究所(現・公益財団法人がん研究会)の設立にも尽力し、ガン研究の社会的環境を整えた大立者だった。ガンについて国際的な権威の立場にあったが、自らもガンに倒れた。ユニークな一面としては、東大野球部の創設に尽力し、初代部長も務めている。

緒方(規)は長与に対して、「*Rickettsia orientalis* の学名を撤回せよ」と迫り続けたが、長与はそれについては黙したまま逝った。

伝染病研究所における、ツツガムシ病はじめリケッチアの研究は長与の弟子である田宮猛雄がその任を負ったが、緒方(規)は長与から田宮に相手を変えて、学名の撤回を唱え続けた。

熱帯衛生必携

1941(昭和16)年12月8日(日本時間)、日本海軍は山本五十六連合艦隊司令長官のもと、ハワイ・オアフ島にある真珠湾のアメリカ太平洋艦隊基地を攻撃し、太平洋戦争が開戦した。日本軍はマレー半島に侵攻し、戦火は東南アジアにも拡大する。

緒方(規)は陸軍軍医学校の嘱託も務める。

太平洋戦争の開戦を前にした同年10月、海軍省教育局は『熱帯衛生必携』と題した手帳サイズの指南書を隊員に配布した。この中に、「熱帯地に於ける主要疾病」の章があり、甲に地方病、乙に一般伝染病、丙に普通病、丁に寄生虫病をそれぞれ取り上げた。

恙虫病は、(一)から(十九)まである甲の地方病の(十一)で取り扱われた。ちなみに(一)はマラリアで、(二)はデング熱である。恙虫病は、以下のように記された(筆者註・漢字やカナは現代表記にした)。

恙虫病

(1) 伝播

赤虫(恙虫)が媒介者である。赤虫の幼虫は野鼠の眼及耳殻の付近に寄生す。故に野鼠は病毒携帯者である。

（2）病原体
リケッチア・オリエンタリースと云う微小体である。
（3）分布
日本・スマトラ・印度・仏印（筆者註・フランス領インドシナ）・濠洲（同・オーストラリア）・比律賓（同・フィリピン）等にある。
（4）症状
螫傷を受けて五—一二日して悪寒・頭痛をもって発熱し、極期には四十度に達し譫語を発し昏睡す、螫口は多少黒色を呈し皮膚は壊死し、局所淋巴腺は疼痛性の腫脹を来す。発病第六—七日目に顔面・軀幹・上下肢に特異の発熱を生じ四—五日後に漸次に消褪す、経過は一般に三週間位。
（5）予防法
（イ）炎暑の甚だしく湿度の高い時季に河水の氾濫する地方に発生するから斯かる有毒地に立入らざること
（ロ）止むなく立入る場合は百倍の石油乳剤を一面に撒布すること
（ハ）有毒地に出入りする際着用せる衣類はフォルムアルデヒド瓦斯《ガス》或は其他の方法にて消毒すること
（ニ）人体皮膚に付着せる赤虫は一％クレゾール石鹼液、石炭酸水、クレオリン又ハ酒精・エーテル等にて消毒すること（筆者註・クレオリンは消毒薬のひとつ）

（ホ）有毒地に入りて作業する時はゴム長靴、ゴム手袋を着用し且つ赤虫の附着するを防ぐ為には百倍石油乳剤又は百倍クレゾール石鹼液で撒布すること

石炭酸とは、フェノールである。ここでは、ツツガムシ病は台湾も含めた日本だけではなく、アジア、太平洋の各地に分布しているとある。

なぜ、このような表記となったのか。『熱帯衛生必携』の配布前年に緒方（規）が刊行した『細菌への挑戦』（日本放送出版協会）での次の記述も影響したのであろう。

「支那に於ける恙虫の分布状態は不明であるが、南支一帯に太古からあったことは推定できる。但し近代支那からこれに関する学術的報告が無い。先般吾が海軍によって占領されて居る海南島には恙虫も棲息し、従って患者もあることと思はれるから、学術調査隊の派遣が急務であろう。なお南に下って印度支那、マレー半島、タイ國、ボルネオ、スマトラ等に本病の発生することは報告されている」

１９１５（大正４）年2月に発行された『北越医学会雑誌』で川村が触れた、１９１３年の香港での学会における東南アジア各地で日本のツツガムシ病に似た病状を呈した患者が見つかっているという報告が反映されていようか。オーストラリアでの分布は今後、日本が侵攻することになった際の警戒を呼び掛けたものだろう。

戦時体制となった昭和10年代でも、新潟、秋田、山形の各県の統計は集計されていった。日本が敗戦を迎えた１９４５（昭和20）年も同様だった。

3県の年度別ツツガムシ病患者数と死亡者数（1936〜1945）

	新潟県		秋田県		山形県	
	患者数	死亡者数	患者数	死亡者数	患者数	死亡者数
1936（昭和11）年	31	10	30	3	0	0
1937（昭和12）年	32	10	24	7	1	1
1938（昭和13）年	67	27	18	7	1	0
1939（昭和14）年	50	21	3	0	0	0
1940（昭和15）年	63	27	5	0	1	1
1941（昭和16）年	37	13	9	4	0	0
1942（昭和17）年	99	27	13	7	2	0
1943（昭和18）年	43	21	6	1	0	0
1944（昭和19）年	68	31	15	1	0	0
1945（昭和20）年	45	13	13	4	1	0

佐々学『恙虫と恙虫病』より

8月、日本敗戦。敗戦後、進駐軍ことアメリカのＧＨＱ（連合国総司令部）の占領下に置かれた。日本のツツガムシ病の研究にアメリカの研究者も参入する展開となる。

秋田県、山形県のツツガムシ病研究の端緒を開いた秋田・湯沢の田中敬助は、日本の敗戦を知ることもなく、この年の1月22日、82歳で死去した。

田中は１９３７（昭和12）年、72歳のとき、白内障を患うも、手術によって視力は回復した。

日常生活に支障はなくとも顕微鏡を覗くには無理が生じ、また愛妻の死による心痛もあり、１９４０（昭和15）年に日本沙蝨病研究所を閉鎖した。

秋田大学は戦後の１９４９（昭和24）年に発足したが、医学部の設置は１９７０（昭和45）年だった。

秋田県下において、大曲に近い仙北郡内小友村の寺邑政徳の恙虫病研究所は、ツツガムシ病研究の拠点として戦後も重要な役割を担うことになった。

第4章

昭和時代〈戦後〉

治療薬の発見と日本各地の有毒地

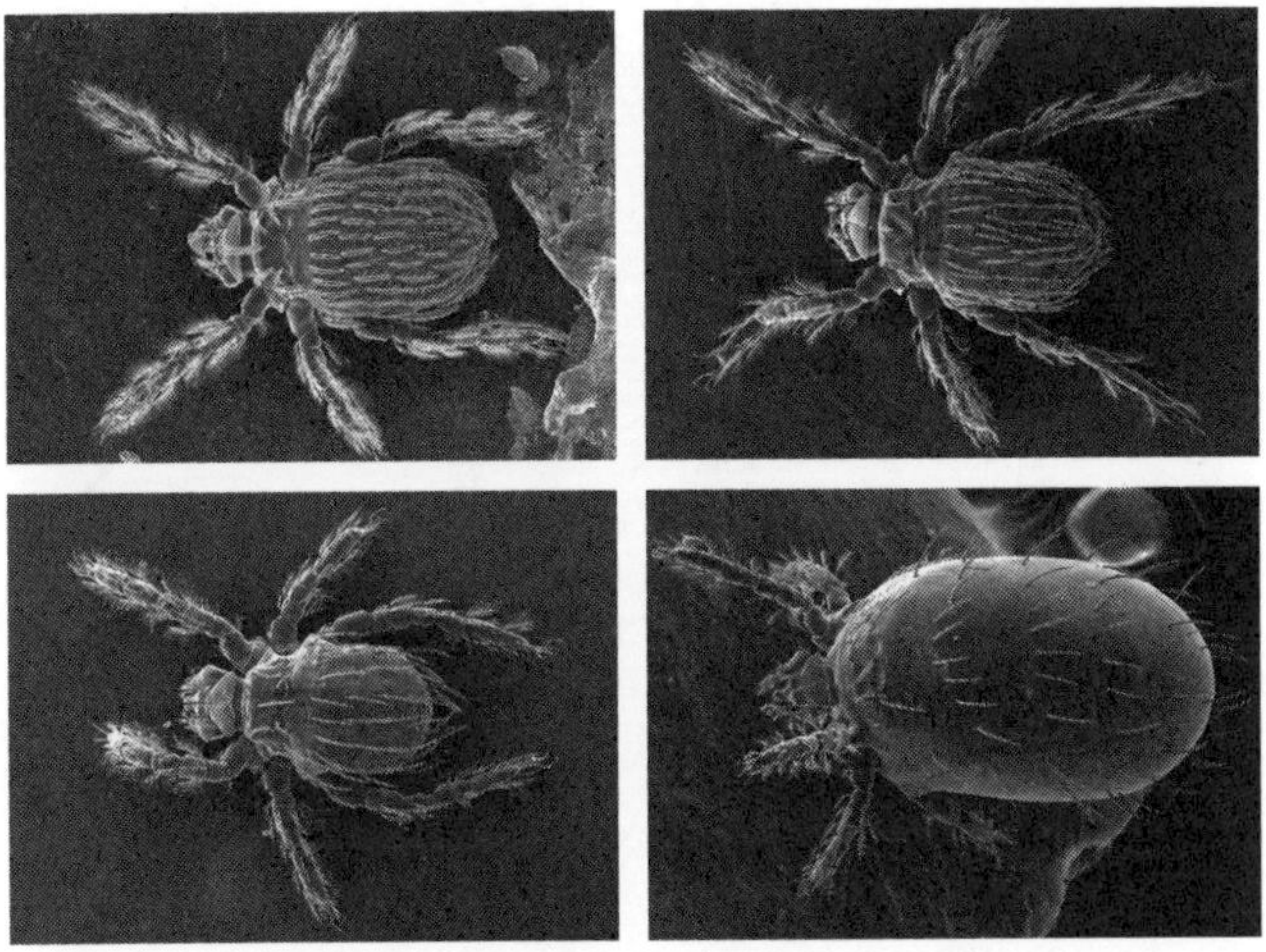

ツツガムシ幼虫の電子顕微鏡写真（国立感染症研究所提供）

(左上)フトゲツツガムシ幼虫(未吸着)　(右上)タテツツガムシ幼虫(未吸着)
(左下)デリーツツガムシ幼虫(未吸着)　(右下)タテツツガムシ幼虫(満腹)

新たな有毒地

進駐軍の命令により、1947（昭和22）年5月、東京都下に国立予防衛生研究所（現・国立感染症研究所）が設立された。同研究所は、WHO（世界保健機関）に協力する日本代表の医学研究機関として位置づけられた。進駐軍は、米軍406医学研究所を東京都に置き（後に神奈川県座間市へ）、日本の研究を指導しつつ、協力態勢をとることにもなった。

協力といっても、第二次世界大戦中の日本軍による生物兵器の研究や細菌による人体実験が知られたこともあり、進駐軍が日本の専門機関を監視した、という面が強かったであろうが、アメリカにしてみれば、日本の協力を得て、把握しておきたい疾患があったのは事実だった。

ツツガムシ病である。ダグラス・マッカーサーと共に来日したアメリカ軍中佐で軍医のコーネリアス・フィリップは、東大伝染病研究所を訪れ、東大医学部長となっていた田宮猛雄、東大伝染病研究所でウイルス、リケッチアを研究している北岡正見らと面会し、ツツガムシ病研究に関する意見交換を行った。北岡はこの後、国立予防衛生研究所に異動している。

フィリップが熱心であったのは、彼自身がアメリカ・チフス委員会の委員長を務める立場で、発疹チフスやリケッチア性疾患の研究が仕事のひとつであったことに加え、第二次世界大戦中にアメリカ並びにイギリス、オーストラリア、中国といった連合国の兵士が、駐留したアジア・太平洋の各地で発疹と高熱を伴う疾患に罹患したからであった。

戦線が拡大し、連合国軍が南西太平洋方面、ニューギニア、フィリピン、ビルマ（現・ミャンマー）の各地に駐留するようになると、兵士はこの正体不明の疾病による高熱に苦しみ、中には死亡する者も出た。アメリカ本国のＮＩＨ（国立衛生研究所 National Institutes of Health）へ各有毒地における患者の血液などが送られ、病原体が調べられた。

日本のツツガムシ病の研究者による英語やドイツ語の論文に見られるTsutsugamushi disease（ツツガムシ病）というリケッチア性疾患が注目され、連合国軍内ではワイル・フェリックス反応（Weil-Felix test）による試験管を用いた血清の凝集反応から、ツツガムシ病と結論づけた。

ワイル・フェリックス反応は、１９１５（大正４）年にドイツの医師であるエドムント・ワイルとチェコの細菌学者のアーサー・フェリックスが、発疹チフス患者の尿から分離したプロテウス菌が当該患者の血清で凝集する現象を発見したことがきっかけとなった。

翌１９１６（大正５）年、彼らによって新たにプロテウス菌のＯＸ19株が分離され、これがワイル・フェリックス反応の基準株となる。発疹チフスの診断法として開発されたが、発疹チフスより軽度の症状を示す発疹熱の診断法にも活用できた。

その後、他のリケッチア症のロッキー山紅斑熱の患者血清がプロテウス菌のＯＸ２株かＯＸ19株を、また、ツツガムシ病患者の血清がＯＸＫ株を凝集させることが、フェリックスらによって

連合国軍のツツガムシ病患者数と死亡者数（1942〜1945）

地域	国別	1942年	1943年	1944年	1945年	計
南西太平洋	アメリカ軍	1(0)	0(0)	26(0)	2(0)	29(0)
	オーストラリア軍	2(1)	161(8)	155(2)	31(0)	349(11)
ニューギニア	アメリカ軍	33(0)	988(51)	4717(185)	278(22)	6016(258)
	オーストラリア軍	186(40)	1870(112)	602(78)	181(27)	2839(257)
フィリピン	アメリカ軍			49(1)	333(11)	382(12)
ビルマ	アメリカ軍		56(0)	610(28)	301(30)	967(58)
	イギリス軍		537	3801	1062	5400
	中国軍		17(1)	202(26)	130(13)	349(40)
計		222(41)	3629(172)	10162(320)	2318(103)	16331(739)

（　）内は死亡者数。Philip,C.B.(1948). *Tsutsugamushi Disease (Scrub Typhus) in World War II* より

１９３１年（昭和６）年に報告された。

日本では、１９３３（昭和８）年から１９３７（昭和12）年にかけて川村麟也、緒方規雄、寺邑政徳らがツツガムシ病患者にワイル・フェリックス反応を適用したことを報告している。田中敬助が１９０４（明治37）年、ツツガムシ病の病原体は細菌の一種のプロテウス菌か、と考えたのは前述したが、プロテウス菌がリケッチア症の診断に重要な役割を果たしたのは自然科学の妙だった。

熱帯地方の森林地帯で感染し、発疹と高熱を伴う疾病であることで、scrub typhus（スクラブ・チフス）とも名づけられ、日本では叢林《そうりん》熱、草原熱と訳され、ツツガムシ病に対して新たな名称が生まれたのであった。

旧日本海軍省教育局が真珠湾攻撃の２ヵ月前に配布した『熱帯衛生必携』の記述は、正しかったことになる。

フィリップは、連合国軍に発生したツツガムシ

病の患者数の統計を別掲のようにまとめた。これは、1948（昭和23）年に発表された。日本の有毒地と異なり、死亡率がすべて高いわけではなかったが、集落や島など地域別に細かく分析すると、死亡率が30％に達した地域もあった。

日本では刺し口と呼ばれる患部は、英語ではエスカー（eschar）と呼ばれた。1942（昭和17）年の段階では、連合国もそれほど気に留めてはいなかっただろうが、翌1943（昭和18）年に至って、各軍は対策を迫られる。

アメリカは南西太平洋方面の軍司令官の要請により、アメリカ・チフス委員会が医学者、昆虫学者、哺乳類学者から編成された専門家チームをニューギニアに派遣した。

第二次世界大戦は、ペニシリンが登場し、大々的に使用され、抗生物質による医療の幕開けを飾ったことでも記録される。ブドウ球菌、レンサ球菌、肺炎球菌、破傷風菌、炭疽菌、ガス壊疽菌群などの細菌の細胞壁の合成を阻害し、細菌を死滅させる作用を示す薬である。

ペニシリンは、イギリスのアレキサンダー・フレミングが1928（昭和3）年に、特定のカビが生育することで他の微生物の生育を抑え込む、という現象を観察したことから発見された。その後、他の研究者によって粉末状に分離され、治療薬として実用化されるまでには十年余の時間を要したが、戦場で治療薬として大活躍し、奇跡の薬として讃えられた。

しかし、万能薬としての誉れを得たペニシリンもツツガムシ病、発疹チフス、ロッキー山紅斑熱など、リケッチアが病原体の疾病には効果がなかった。

インパール作戦とツツガムシ病

アメリカ、イギリスといった大国の、本国には存在しない、熱帯地方などの危険な疾病についての情報収集能力は世界でも抜きん出ていた。アメリカは世界各国の優秀な頭脳を集め、中南米やアフリカで未解決の熱帯性の疾病について研究を積み重ねた。

17世紀以来、マドラス（現・チェンナイ）、ボンベイ（現・ムンバイ）、カルカッタ（現・コルタカ）でインド経営に力を入れていたイギリスは、マラリアが蚊で媒介されることを発見した内科医ロナルド・ロスを生んだ国であり、ロスを記念した国立の熱帯医学研究所もあった。現在のロンドン大学衛生熱帯医学大学院である。

アメリカが、熱帯医学において世界にその力を示したのは、1914（大正3）年に完成したパナマ運河の開削だった。1869（明治2）年にスエズ運河を開通したレセップス率いるフランスの企業は、1881（明治14）年に余勢を駆ってパナマ運河の建設に着手したが、計画は8年で頓挫した。マラリア、黄熱病といった蚊が媒介する感染症で多くの労働者が倒れたことが大きな要因で、死亡者は2万人を超えた。

1902（明治35）年、運河開削の権利を買い取り、運河の建設に乗り出したのはアメリカだった。この4年前の1898（明治31）年、イギリスのロスが、マラリアの病原体となる原虫がハマダラカによって媒介されることを証明しており、黄熱病についてはアメリカ軍の軍医のウォルター・リードが1900（明治33）年に蚊による媒介を証明していた。リードは1902年に没したが、アメリカはリードの研究成果を生かし、パナマ運河の建設にあたって、ジャングルを伐採して更地とし、道路を舗装した。水を溜める各容器には蓋をして蚊の産卵を防ぎ、池や湖には油を撒いて層を作って蚊の幼虫であるボウフラの呼吸を止めて殺した。事務所や労働者の宿舎の窓には網戸を張り、上下水道を完備し、病院では患者の隔離施設を建てるなど、労働者を迎え入れるまでに2年間、こうした環境整備を行った。1904（明治37）年から10年の建設期間を経て、パナマ運河は1914（大正3）年に開通した。

こうしたノウハウは、戦争にも生かされた。アジア・太平洋地域への進攻にあたり、マラリアを筆頭に各種の疾病を十二分に警戒し、専門医、昆虫学者を動員して、予防、治療を徹底する方策を取ったのである。

真珠湾攻撃後、連戦連勝を重ねた日本軍だったが、1942（昭和17）年6月のミッドウェー海戦での敗北から潮目が変わる。同年8月から半年かけたソロモン諸島ガダルカナル島の攻防戦で惨敗を喫し、同島からの撤退は敗戦に向かう決定的な契機になった。

日本軍が武器、食料、医薬品などの補給路を絶たれ、多数の餓死者も出し、ガ島をもじり餓島と呼ばれもしたガダルカナル島はマラリアの巣窟でもあった。日本軍がマラリアに苦しめられ、弱体化していく頃合いを見計らい、アメリカは効率よく攻撃を仕掛け、自軍の被害を最小限に抑え、ガダルカナル島を押さえることに成功した。

連合国は南西太平洋、ニューギニアの各方面を押さえ、日本への追撃の態勢を整えた。

一方で、日本は戦況の好転を期して、ビルマから二手に分かれて、インドに進攻するインパール作戦を計画する。

アメリカ、イギリスから中国への戦略物資の補給経路となっていたイギリス領ビルマを日本軍が押さえ、中国を孤立させることに成功したのは、1942年の3月だった。

しかし、戦局の悪化と共に、ビルマの制空権は連合国に握られ、中国側に戦略物資が届けられるようになった。制空権を奪回し、インドに進攻してイギリス軍を叩き、一気に戦局を打開することを目標に日本軍は、イギリスの最前線基地であるインド北東部の都市インパールの攻略を試みた。

インパール作戦は1944（昭和19）年の3月に敢行されたが、イギリス軍も日本軍との決戦に備え、その前年に東アフリカ部隊の一個旅団をセイロン（現・スリランカ）に呼び、セイロン南部でジャングル訓練を4日間、行った。

ここで750人以上の兵士がツツガムシ病に罹患した。イギリス軍は、それまでセイロンの他の場所でこの疾病に遭遇したことはなかった。日本のツツガムシ病が新潟、秋田、山形の3県にあっても、全県下ではなく、県内の限られた地域だけに発生するのと同様、セイロンの中でもツツガムシ病のある場所とない場所は分かれているようだった。

1944年2月に、イギリス軍は、アメリカ軍同様、司令長官の命により、ツツガムシ病委員会を組織、軍医として従軍していたラルフ・オーディが責任者となった。

オーディはセイロンで患者が発生した地域でネズミを採集し、新種のツツガムシとなる

Leptotrombidium deliense を発見した。これは、後にデリーツツガムシの和名がつけられた。

インパール作戦は同年7月、日本軍の〝歴史的〟と形容される惨敗に終わったが、イギリス軍はこのビルマ方面の戦いでツツガムシ病に苦しめられた。兵隊の士気を下げ、作戦の展開に支障をきたすものとなったのは想像できる。

日本軍も連合国と同様に、各地で兵士がツツガムシ病に罹患していたはずだが、それについての記録は報告されてはいない。戦局悪化の中では、マラリアはじめ各種の疾病との区別もつかなかったと考えるのが自然だろう。

発疹チフスがナポレオンのロシア遠征、第一次世界大戦で猛威を振るったように、第二次世界大戦は、ツツガムシ病が猛威を振るい、日本固有の疾病ではないことが明らかとなった点からも記録される戦争だった。

富士山麓でのツツガムシ病

その第二次世界大戦さなかの1944（昭和19）年には、ペニシリン同様の機序を持つ化学療法剤として、アメリカのセルマン・ワクスマンにより、ストレプトマイシンが報告された。

ストレプトマイシンは、土壌中の放線菌から得られる物質である。これを実用化した注射薬は、結核に対して有効で、また、ペニシリンでは効果が確認できなかったペスト菌はじめ数々の細菌類にも有効という人類の救世主的な薬となった。コッホが結核菌を発見したのが、1882（明治15）年。それから60年余を経て、人類はようやく結核の治療薬を手にしたのである。

フレミングもワクスマンも、ノーベル生理学・医学賞の受賞者となった。特定の微生物の生育が他の微生物の生育を抑え込む、というこの効果を、ワクスマンは「antibiotics」と名付けた。日本語では「抗生物質」と訳され、一般社会にも定着した。

日本でペニシリン、ストレプトマイシンがそれぞれ試験を経て承認され、医学の現場への普及が始まるのは、前者が1948年、後者が1950年である。

ペニシリンの情報は、同盟国のドイツを通じて1944（昭和19）年2月に日本に伝えられた。陸軍軍医学校が中心となり、東大伝染病研究所の研究者らが加わってペニシリン委員会が編成された。東京は空襲が激しくなったため、研究は新潟医科大学で行われ、国産ペニシリンが製造される。新潟医科大学の各科で行われた臨床試験で、目をみはる効果が確認されたのだった。

戦後の1946（昭和21）年8月に、日本ペニシリン学術協議会が組織されてから、日本の医療現場に普及することになった。

アメリカでは、ストレプトマイシンがリケッチア類に対して有効かどうかについての確認の研究が行われたが、発疹チフス、ロッキー山紅斑熱などには効果があるという結果にはなっても、ツツガムシ病への有効性は確認されなかった。

抗生物質の登場により、感染症の治療環境が劇的に変化しても、ツツガムシ病の牙城はまだ崩れなかった。

アメリカの製薬会社や研究者が血眼になって、新たな抗生物質の発見を目指す。多くのツツガムシ病の研究者にとっては、ペニシリン、ストレプトマイシンの発見と実用化によって、次々と誕生が期待される抗生物質の中から、ツツガムシ病に有効なものが出てくるはず、という希望が芽生えていた。

熱帯医学の世界的なリーダーシップを担う大国・アメリカをもってしても、戦時中はツツガムシ病に対する治療薬が見つからず、対症療法しかなかった。アメリカは不覚をとられたツツガムシ病に対して、否応なく研究の対象とし、マレーシアのクアラルンプールにも医学研究所を設立し、現地で患者と向き合っての研究を開始した。

一方で、終戦から3年が経過した1948（昭和23）年、日本のツツガムシ病の分布図が変わる事態が2件、発生する。

1つは、同年の10月19日から11月16日まで、富士山麓で演習を行ったアメリカ兵27人が発疹と高熱を伴う謎の疾患に見舞われたことである。

米軍406医学研究所と千葉医科大学の調査により、この疾患はツツガムシ病と判明した。新潟、秋田、山形の3県で死亡者を出している「赤虫」「毛ダニ」ことアカツツガムシによるものではなく、タテツツガムシによるものだった。タテツツガムシは1919（大正8）年に新潟で川村が採集し、1920（大正9）年に山形県谷地で長与、宮川、三田村、田宮らも採集し、1921（大正10）年に学名がつけられ、和名が命名されていたものである。

死亡者はいなかったものの、これは日本の研究者にとって衝撃だった。

日本海に面する新潟、秋田、山形3県の夏場の大河流域に限局されていたツツガムシ病が、地形的な特徴がまったく異なる場所で、それも、涼しくなった秋の季節に発生したことは従来の概念を覆すものだったからだ。

折しも、この年にアメリカのフィリップによって、第二次世界大戦中の連合国側におけるツツガムシ病の発生数が発表された。

台湾本島、澎湖島のものは日本本土に比べて死亡率が低いことは、日本人の研究者も認識していたが、アジア、太平洋の各地にもツツガムシ病があり、死亡率に差があることが明らかとなったのである。

もう1つ、これはアメリカ兵の富士山麓での熱病騒動の前となるが、同年7月、八丈島に隣接して浮かぶ八丈小島でツツガムシの新種が発見された。

東京大学助教授で伝染病研究所の衛生動物研究室主任の佐々学が、沖縄や奄美で流行し、リンパ液の流れに支障が起きることで象皮病を生じさせるフィラリア症の患者が八丈小島でも見られることから、現地調査に訪れた。フィラリア症は現地でバクと呼ばれていたが、調査の折、「刺されるとそのまわりが腫れて、大変なかゆみをもたらす厄介な赤虫がいる」と住民に教えられたのがきっかけとなった。

佐々は、一人の女性を畑で診る機会を得た。臍《へそ》の穴を調べると、皮膚に吸着しているツツガムシの幼虫らしきものが採集できた。

これは、日本で報告されていないツツガムシの一種であることが明らかとなり、ナンヨウツツガムシと命名された。ツツガムシ病は媒介せず、人を刺して猛烈なかゆみを引き起こすツツガムシであった。

ちなみに佐々の母方の祖父が緒方正規である。緒方規雄は佐々の母の兄であり、佐々にとって伯父にあたる。そんな血脈ゆえに、赤虫と聞けば、ツツガムシ病を想起しやすかったにせよ、以後、ツツガムシ病の研究は佐々の仕事のひとつとなり、続々と大きな発見を成し遂げていく。

学名命名論争の決着

アメリカがツツガムシ病に対して、本腰を入れたのは治療薬、治療法の開発を目指してのものであったが、その基礎となったのは明治、大正、戦前に日本の研究者が各論文で発表した成果である。

戦時下、日本のツツガムシ病の研究は休止の状態を強いられたが、戦後、アメリカが研究上のパートナーとなったことから、再び各研究室も力を入れ始めた。

アメリカ・チフス委員会の委員長を務め、マッカーサーと共に来日したフィリップが、1948（昭和23）年に第二次世界大戦中の連合国軍におけるツツガムシ病の患者数を発表したことは既に記したが、同年、そのフィリップが日本の研究者の大きな注目を集めた。

アメリカの細菌分類事典に、1923（大正12）年に初版が刊行された『Bergey's Manual of Determinative Bacteriology』（『バージェイ細菌分類便覧』、現・『Bergey's Manual of Systematics of Archaea and Bacteria』）がある。バージェイは編者である細菌学者の名前にちなむ。アメリカ微生物学会の各委員が分類、執筆を担当しており、病原体はじめ微生物の分類において国際的な評価があったが、フィリップは委員の一人であった。

学名としては万国動物命名規約によるものが既に発表されていても、同便覧は分類学上、最新の知見を踏まえ、異なった学名を採用することもあった。同便覧に掲載された学名が国際的に承認された唯一無二のものではないにせよ、微生物学者が論文を執筆する際、学名に言及するときは同便覧に基づくのが一般的で、1939（昭和14）年までに5版を重ねてきた。

戦後初の刊行は、1948年となった。日本の風土病からアジア・太平洋地域の風土病となり、国際的にツツガムシ病に対する関心が高まる中、同便覧がツツガムシ病の病原体の学名に何を採用するかが日本の研究者の関心の的だったが、記載されたのは、以下のものであった。

Rickettsia tsutsugamushi (Hayashi) Ogata

(Hayashi) Ogata は命名者を意味する。この部分の脚注には、1920（大正9）年に当時、県立愛知医大所属であった林直助が *Theileria tsutsugamushi* と命名したものを、1931（昭和6）年に *Theileria* の属名から *Rickettsia* の属名に変更したということが記されていたのである。

林が命名した *Theileria tsutsugamushi* は、リケッチアではなく原虫類を意味し、日本国内の研究者は顧慮していなかったが、委員の一人で日本のツツガムシ病を考察しているフィリップは「林に学名の先取権を認めるが、緒方（規）が命名した学名に現在は優位性がある」と結論を出したのだった。

長与が命名した *Rickettsia orientalis* はなぜか無視された。日本国内での学名をめぐる熾烈な論争をフィリップは把握できず、淡々と判断した、とも考えられる。

初めて純粋な分離に基づき命名された長与の *Rickettsia orientalis* か、ウサギの睾丸を用いた累代培養リケッチアを見出した緒方（規）の *Rickettsia tsutsugamushi* か、は研究者それぞれの考えがあり、論文での引用も分かれ、学界内は「長与か緒方（規）か」で二分されてきた。

それも『バージェイ細菌分類便覧』で「Ogata」の命名が注釈付きながら国際的に採用されたことで、一応の決着が付いた。以後、国際的に *Rickettsia tsutsugamushi* が定着し、学名命名論争は終結の格好となった。これは当時、緒方（規）、林が存命で、長与は既に鬼籍に入っていたことも影響していたのかもしれない。緒方（規）にとって、林の名前が入っているのは面白くなかったはずである。長与に撤回を求め続け、長与亡き後は長与の直弟子の田宮に撤回を迫っただけに、だ。

ちなみに、*Rickettsia akamushi* と命名するもそれに固執しなかった川村麟也は、『バージェイ細菌分類便覧』が刊行される前年の１９４７（昭和22）年10月、68歳で死去した。

林は『バージェイ細菌分類便覧』への記載から5年後の１９５３（昭和28）年5月、82歳で死去した。学者として栄誉を手にし、幸福の絶頂の中で死を迎えたと言えよう。

治療薬、遂に発見さる

アメリカではペニシリン、ストレプトマイシンに次ぐ抗生物質の開発が試みられ、１９４７

（昭和22）年に、放線菌から作られたクロラムフェニコールが登場する。

市販名がクロロマイセチンとなる世界で3番目のこの抗生物質は、ペニシリン、ストレプトマイシンでは効果が確認できなかった病原菌にも広く有効性が認められることになる。

しかも、クアラルンプールでの試験によって、リケッチア類にも有効と確認できた。

続いて、1948（昭和23）年にはクロルテトラサイクリンが、1950（昭和25）年にはオキシテトラサイクリンが発見された。

以上の2種はペニシリン、ストレプトマイシンで有効性が確認された病原体に加え、リケッチア類を含めた病原体にも有効と確認され、総称してテトラサイクリンと呼ばれることになった。

テトラサイクリンは当初はカプセルで作られたが、皮膚の細菌感染症に対する軟膏剤、さらには目薬などに広く応用されるようになる。とりわけ、アメリカ資本のファイザー社の開発になるテラマイシンは同社にとって初のヒット商品となった。

さて、遂にツツガムシ病の治療薬は登場したが、依然として課題が残っていた。

各種のリケッチア類に有効という報告はあったが、GHQはツツガムシ病の本場である日本の患者において臨床試験を行い、死亡率の高い日本のツツガムシ病にも有効かどうかを確認する必要があったのである。

クロラムフェニコールは供与という形で、1949（昭和24）年、進駐軍から国立予防衛生研究所に渡され、同研究所の北岡が旧制新潟医科大学・附属医学専門部を包括した新制の新潟大学の医学部に持参した。

新潟県内で発生した患者や同大医学部附属病院に担ぎ込まれた患者への投与が開始され、1950年にはクロルテトラサイクリンとオキシテトラサイクリンも供与された。

ツツガムシ病と診断した医師が、新潟県や新潟大学医学部と連絡を取り、関係者らが駆けつけて、抗生物質を投与する形式が採られていた。

本人も家族も刺し口に気づかず、重体に陥ってから家族が医師のもとに患者を運ぶも、投与が間に合わず、手遅れとなることもあったが、約2年間で50人のツツガムシ病患者に抗生物質が投与され、その効果に医療関係者らは驚き、感動を覚えた。

初回に内服薬を2錠、以後、4時間ごとに1錠ずつ服用することで、高熱に苦しんでいる患者も早ければ1日、遅くても3日ほどで解熱し、回復に向かう。

ツツガムシ病は発病後でも、クロラムフェニコール、テトラサイクリンを服用すれば治る——新潟、秋田、山形の各県の人々を長い間、苦しめてきた、この病気の恐ろしさが過去のものとなる日が遂にやって来たのである。

1922(大正11)年に、明治以来の伝染病予防法が改められ、ペスト、コレラ、赤痢、腸チフス、パラチフス、痘瘡、発疹チフス、猩紅熱《しょうこう》、ジフテリア、流行性脳脊髄膜炎の10種類は法定伝染病に指定された。

医師がこれらの患者の発生を確認したら、管轄の都道府県に届け出るように義務づけられた。

ツツガムシ病は法定伝染病にこそ入らなかったが、1950年からは同法により届け出が必要な疾病として、法律的に確定診断がされずとも、医師が病状からツツガムシ病と判断すれば、都

3県の年度別ツツガムシ病患者数と死亡者数（1946～1949）

	新潟県		秋田県		山形県	
	患者数	死亡者数	患者数	死亡者数	患者数	死亡者数
1946（昭和21）年	34	6	5	5	0	0
1947（昭和22）年	44	18	6	1	0	0
1948（昭和23）年	36	12	9	3	1	0
1949（昭和24）年	30	3	6	1	0	0

佐々学『恙虫と恙虫病』より

道府県へ届け出る規定となった。新潟、秋田、山形の各県の患者数、死亡者数も同法に基づく報告となった。

ツツガムシ病の場合、第一選択薬としてテトラサイクリン系を用い、入手が困難であれば、クロラムフェニコールを用いるべし、と周知されてゆく。新潟、秋田、山形の各県の医師、患者がツツガムシ病の治療薬であるテトラサイクリン、クロラムフェニコールを認知するのは当然にして早かった。

１９５０年からツツガムシ病は刺し口やかさぶたを確認して、的確な診察と投薬を行えば、恐れる必要がない病となったのである。同時に、研究者も死の恐怖に脅えることなく、野外でも研究室でも研究に励むことができるようになった。

山形県では１９５０年の8月と9月に、最上川支流の丹生《にう》川上流の北村山郡尾花沢町二藤袋《にとうぶくろ》村（現・尾花沢市二藤袋）で１人ずつ、１９５２（昭和27）年の夏には、同じく最上川支流の立谷沢《たちやざわ》川が流れる東田川郡立谷沢村（現・東田川郡庄内町）で１人の患者が発生した。尾花沢地区、立谷沢地区のどちらも、これまでに報告例がなかった地区で、野ネズミが移動したためかと推測されたが、以後は幸い、大きな問題とはならなかった。

餌は蚊の卵

ツツガムシ病の病原体、感染経路、病理的変化については日本人の学者によって突き止められたが、治療法だけはアメリカの協力を得た。

ツツガムシ病の研究者にとって、治療薬も見つかったから研究は終わり、とはならない。研究者らにとって、課題はまだいくつもあった。

その1つとして、恐るべきツツガムシが、赤虫と呼ばれる幼虫期に人間や野ネズミの組織液を吸ってから休眠して若虫を経て成虫となり、産卵するまでの全体的な生活史がまだ把握できていなかった。

戦前の研究者たちは研究室内で、若虫までは確認できたが、若虫の餌が見つからず、餓死させてしまう他なかった。

また、戦前に緒方（規）が経験した、有毒地に踏み入れると赤虫がゴム長靴をよじ登るように這い上がってくる現象も、まだその理由は科学的に解明されていなかった。

農民が常にゴム長靴を履いて農作業をするとは限らないが、有毒地でツツガムシ病に罹ることなく、安心して暮らすためには、ツツガムシの生活史を把握した上で、土壌を消毒することで予防することは可能なのか、消毒を行うとすれば季節的にいつ頃がいいのかなどを、製薬会社と共同で試験するなどして考える必要があった。

東大伝染病研究所の佐々の研究室は、１９５０（昭和25）年から、これらの課題に積極的に取り組むことになる。

そのために毎年7月から8月末にかけて、新潟県では戦前からの阿賀野川流域に、秋田県では雄物川流域の大曲に赴き、現地調査を行った。

地方へ向かう鉄道は、まだ蒸気機関車の時代だった。

新潟では新潟大学の宿舎を借り、新潟市から毎日、公共のバスで片道40分ほど揺られて阿賀野川の流域に赴き、夕刻にまた、新潟市に戻るという生活を１ヵ月余り続けた。中州を小舟で往来するのを手伝い、どのあたりに赤虫が多いかを把握している古老とその息子がいた。川村が新潟医科大学教授だった時代からの現地協力者であった。幅は１００メートルほどだが、長さは１キロを超える中州があり、「川村中州」の名がつけられていた。

佐々らは古老の家で一服後、虫除けの薬を全身に塗り、防虫作業衣で肌の露出を可能な限り避けるようにし、ゴム長靴を履いて、川村中州に乗り込んだ。

パチンコこと圧殺式捕鼠器や生け捕りにするためのネズミ獲りを仕掛けて、長靴に這い上がってくる赤虫の採集も行い、棲息密度を調べた上で、液体、粉末の薬剤を入れた灯油缶を何本も小舟に乗せて運び、動力噴霧器や動力撒粉器を背中にかついで散布した。

秋田県では、開業医の寺邑政徳が大曲町に近い仙北郡内小友村の自邸内に建てた私設の恙虫病研究所の器材を借り、2階で寝泊まりをして現地調査を行った。佐々の伯父の緒方（規）が寺邑と親しくしていたことで、佐々も親交を得るに至ったのである。

政徳の長男・誠祐《せいゆう》は、政徳の跡を継いで診療を担当していたが、父と佐々に師事して恙虫病研究所で研究にも取り組んだ。また、誠祐は伝染病研究所の研究生として佐々の研究室に籍を置き、折々に上京もし、各論文の共同執筆者として名を連ねることにもなる。

佐々らは同1950年8月、秋田で野ネズミから採集した赤虫を東京の研究室に持ち帰った。戦前の研究者が餓死させてきた若虫をなんとか成虫にして生活史を明らかにし、研究室で累代飼育してみようという心意気だった。

立ちはだかる壁は若虫の餌であるが、佐々には秘策があった。研究のヒントを得ようと、洋の東西を問わず、ダニ類の論文を読み漁っていた佐々は、2つの論文に注目した。

1つは、オーストラリアの研究者の論文である。ある種のダニを研究室内で飼育していたところ、産卵したが、そのダニは産卵した卵に嘴《くちばし》を差し込み、中の液を吸ってしまったとあった。

「ツツガムシの若虫が嘴を差し込める微細な昆虫の卵が餌となるのでは？」

佐々は考えた。そうした仮説を持ちつつ、さらに論文を読み続けたところ、仮説が確信となる論文に出会った。それはロッキー山紅斑熱を研究しているグループによるものであった。ある種のダニの成虫に黄熱病、デング熱を媒介するネッタイシマカの卵を与えたところ、同様に中の液を吸ったというのである。これらは顕微鏡、虫眼鏡を用いての観察だ。

佐々の研究室では、日本で最もごく普通に分布し、近縁種は日本脳炎も媒介するアカイエカを飼育していた。

（アカイエカの卵を若虫に与えたらよいのではないか？）

佐々は見通しを立てたのであった。アカイエカの飼育を担当している女性研究者、そして、秋田の寺邑誠祐の協力も受けて実験を行うことにした。

シャーレの底を木炭の粉末を加えた石膏で固めると、その上で、ネズミの組織液を吸って満腹となった幼虫は約2週間休眠する中で、8本脚の若虫となり、その後、脱皮して石膏面を活発に動くのを顕微鏡で観察できた。

貴重な若虫たちである。研究室の気温の変化によって体調を崩されたら、もったいない。そのためにシャーレは、25度に保たれた孵卵器の中に入れた。

勝負はここからである。周到な準備を終えて、アカイエカの卵を若虫に与えた。すると、若虫は卵によじ登り、嘴を差し込み、中の液を吸った。それによって、若虫は一回り大きくなってゆく。密生したビロード状の体毛を持ち、積極的にアカイエカの卵を2週間ほど食べ、その後、10日ほどの2回目の休眠に入ったのである。

人知を超えた受精の方法

約10日間の休眠後、脱皮を経て、約1ミリの橙赤色でビロード状の毛がより密集した成虫が現れた。続々と成虫がシャーレを這う姿を顕微鏡下で確認し、佐々らは快哉を叫んだ。

成虫もアカイエカの卵を食べてくれた。ここまでくれば、交尾、産卵と期待できる。そして、佐々らは人知を大きく超越する受精の様子を目の当たりにする。

オスは、石膏面に小さなキノコのような袋を産みつけていき、これをメスが自分の体に押し込んだのである。袋は精子が入った精子嚢であり、メスが精子嚢を押し込んだ場所は自らの生殖門であった。交尾のかたちが取られるのではなく、2段階に分けて受精は行われるのである。

成虫にアカイエカの卵を与えて観察を続けたところ、生殖門に精子嚢の挿入が確認されてから約3ヵ月後の1950（昭和25）年12月、シャーレの石膏面には直径0・1ミリほどの球形の淡黄色の卵が何百の単位で産みつけられていった。成虫となって約2週間後であった。

もちろん、ここからも勝負どころが続く。佐々ら3人は暮れも正月も返上である。彼らにとってはクリスマスプレゼント、お歳暮でもある卵が産みつけられたシャーレを、25度に保たれた孵卵器に移し、1日に2回ずつ観察し、孵化のときを待つ。卵は順調に生育し、橙赤色に変化する。

卵が幼虫になるのが初めて確認されたのは、2週間余が経過した1951（昭和26）年の1月3日であった。

産み落とされた卵の中で幼虫が育ち、殻を破って出てきた。

これにより、研究室において、初めてツツガムシの生活史が明らかになった。

25度の温度を保ち、昆虫の卵を与えて飼育すると、約5ヵ月で幼虫→若虫→成虫→卵→幼虫というサイクルを辿ったのだ。若虫は3段階、とも判明した。満腹幼虫から初めの休眠期に入った段階が第1若虫、脱皮して昆虫卵を食べる時期が第2若虫、2回目の休眠期の段階が第3若虫とわかった。

「自然界では、気温が下がり、雨もあり、積雪もあることで、実験室とは違い、幼虫→若虫→成虫→卵→幼虫の1サイクルに1年の時間を費やすのだろう。卵から幼虫になる時間も気温や天候によって前後しているのだろう」

と佐々らは結論づけた。

自然界ではアカイエカの卵は水面に産みつけられており、ツツガムシが土の中で食べているとは考えられないが、何らかの昆虫の卵を食べていることは推測できた。

こうした観察結果と考察を得て、佐々らは遅まきながらも最高の正月を迎えられた。研究室内での餌の調達が可能となったことから、アカツツガムシの累代飼育への可能性も開かれた。

後年の研究結果だが、ツツガムシの幼虫、若虫、成虫が自然界で好んで食べている餌は、トビムシの卵とわかった。トビムシ、といっても羽を持っているわけではなく、土の表面や土中を跳ねて移動することでその名がある。土壌中に多数棲息し、ダニ、クモ、ムカデをはじめとして各種の土壌動物の餌となることから、「大地のプランクトン」と形容されてもいる。佐々の研究室でも、研究室で飼育したトビムシの卵を与えると実によく食べるのが確認された。

これも後年の研究成果だが、アカツツガムシのメスは1匹で200から300の卵を産むことや、アカツツガムシのみならず、幼虫→若虫→成虫→卵→幼虫の生活史は他のツツガムシでも同様で、地中で若虫と成虫は小昆虫類など土壌生物やそれらの卵を食べて生活することが確認されるに至る。佐々がリーダーとなっての研究室内でのアカツツガムシの生活史の観察と累代飼育は、こうした研究の先駆けとなったのだった。

佐々は親族3代にわたり、寺邑誠祐にとっては寺邑家3代目の三折から数えて親子5代にわたり、ツツガムシ病を研究してきた中での偉業でもあった。

八丈デング

1950（昭和25）年の8月から1951（昭和26）年1月にかけて、アカツツガムシの生活史を研究室内で把握した佐々だが、これは数ある研究のひとつに過ぎなかった。

秋田県で採集した野ネズミから得たアカツツガムシの幼虫を研究室で飼育し始めた頃、

「野ネズミが棲息している地域ならば、日本中、どこにでもツツガムシが棲息しているのではないか？」

と考えるようにもなっていた。

伝染病研究所は港区の白金台にある。そこから歩いてすぐのところに国立自然教育園（現・国立科学博物館附属自然教育園）が1949（昭和24）年に開園した。同園は江戸時代に高松藩主の下屋敷が置かれていた場所であったが、大正時代には白金御料地となり、一般の立ち入りが禁止されていた。佐々は研究室の同僚らを連れて、この広大な自然教育園を散策し、気分転換をしていたが、あるとき、大きな木の下にネズミが棲んでいると思しき穴を見つけ、どんなネズミがいるのかが無性に気になった。翌日、自然教育園の許可のもと、圧殺式捕鼠器を仕掛けたところ、アカネズミという日本中の田畑や山野に棲息する小型のネズミが捕獲できた。東京の都心で見られるのは珍しかったが、自然が存分に残されている環境でもあり納得はできた。

このネズミの耳の中を見ると、びっしりとツツガムシが付着しているのが確認できた。人間には全く無害なフジツツガムシという種であった。

東京のど真ん中にもツツガムシが棲息することが確認できたことで、佐々は、人間に有害か無害かは別問題として、日本のどこにでもツツガムシが棲息する可能性を考えるようになった。そこで、研究室の課題として、各地に出向いて採集の計画を立てることにした。

佐々には八丈島に向かう仕事があった。八丈島から望める八丈小島に見られるフィラリア症に対し、ジエチルカルバマジンという治療薬を持参して、その効果を試す日本初の臨床試験を伝染病研究所のスタッフと共に行うためだった。この話を聞きつけた毎日新聞社の週刊誌『サンデー毎日』がルポを掲載したいと申し出て、記者とカメラマンが派遣された。佐々らも含め、伝染病研究所の面々の滞在費は毎日新聞社のお抱えとなり、研究費を節約できた。

フィラリア症治療薬の投薬の結果がどうなるか次第で滞在日数も変わるが、

（八丈島で時間があったら、ネズミを捕って、ナンヨウツツガムシ以外にツツガムシがいるかを確かめることができればいいのだが）

という青写真もあった。というのも、

「八丈デングは、ツツガムシ病なのかもしれない」

と佐々は考えていたからである。

佐々は、1948（昭和23）年の夏、八丈小島でナンヨウツツガムシを発見した折、八丈島に戻って会った地元の開業医との会話が気になっていた。

「八丈島では、冬になると寒気がして、高熱と赤い発疹が出る患者が何人も見られますが、死ぬことはなく回復します。八丈デングと呼んでいますが、一体、正体は何でしょうか？」

佐々はたずねられ、次のように答えた。

「デングであるならば、媒介昆虫の蚊が活発に活動する夏季に患者が見られないのはおかしなことだと思いますが」

デングとは、東南アジアはじめ世界の熱帯や亜熱帯地方に常在するデング熱のことである。マラリアと同じく、蚊が媒介するウイルス性の感染症で、デングウイルスを持つネッタイシマカ、ヒトスジシマカの類に刺されて発症する。

蚊に刺されてから突然の高熱、激しい頭痛、全身の発疹に苦しめられるが、再感染した場合も免疫によって助かるわけではなく、鼻や口から出血を引き起こし、致命的な病状に陥る場合もあり、東南アジアでは子どもにその例がよく見られる。ワクチンはなく、輸液や解熱剤の投与といった対症療法が有効である。

日本国内では、1942（昭和17）年に東南アジアから帰国した船員によって長崎、佐世保はじめ西日本で発生し、4年間で20万人規模とも言われる患者を出した。熱帯・亜熱帯地方ではネッタイシマカが媒介し、日本では土着のヒトスジシマカが、東南アジアで感染して帰国した船員の血液を吸うことでサイクルが出来上がり、感染を広げたものと推測された。

ヒトスジシマカのデング熱の媒介性を調べたのは、誰あろう、佐々であった。1943（昭和

18）年、東京・谷中の墓地でヒトスジシマカのデング熱の媒介性を調べ、地域の9割以上の住民が発病する可能性を指摘した。また、ヒトスジシマカは夏に活発に活動し、患者も多く発生するが、冬になるといなくなるために患者が見られなくなることを確認した。

結局、デング熱の流行は、GHQが殺虫剤の大量噴霧によって、蚊の駆除を積極的に進めたことで終息した。

雪も降らず、温暖な八丈島だけに蚊は一年中いるとしても、デング熱だとしたらその場合は、重篤な患者が出て、大問題となっているはずだ。この点を考えても、デング熱ではあり得ないというのが佐々の見解だった。

八丈デングの名称の由来は大正時代にさかのぼることを佐々は知った。沖縄の南大東島は、明治時代に沖縄本島および八丈島から募った開拓移民によって開かれ、八丈島と南大東島の間に船舶の航路も生まれた。1923（大正12）年の冬、南大東島から八丈島に着港した船に医師が乗っており、下船して原因不明の熱病に苦しむ患者を診察した。このとき、彼が「これはデング熱だろう」と話したことから八丈デングの名称が一気に島内で定着した。

一方で、佐々は思い当たるものがあった。

（なるほど、論文で読んだ発疹熱とはこの八丈デングか）

1935（昭和10）年の冬、八丈島で発熱と発疹を呈する患者の血液を調べ、イエネズミの脳、寄生しているノミからリケッチアを分離して、発疹熱であることを確かめた――という趣旨の論文を、当時伝染病研究所の先輩が、1年前の1947（昭和22）年に発表していたからである。

発疹熱は、発疹チフスに似た症状を示すが、軽度の疾患である。

今回の滞在の主目的であった八丈小島でのフィラリア症の治療薬の投与は大成功し、奄美・沖縄のフィラリア症の治療、根絶に向けたメドがついたのは大きな収穫となった。

八丈島の居酒屋で

八丈島に戻ると、東京行きの船は出港した直後で、次の船は5日後だった。

佐々は出港まで島内の各地でネズミ捕りを仕掛けて、ツツガムシの採集を行い、八丈島にもナンヨウツツガムシがいることを確認した。また、人間には何ら影響は及ぼさないが、アカコッコという鳥の耳の穴にタマツツガムシという種類のツツガムシを発見し、棲息を確認した。

そこに台風が接近する。東京からの船の入港の予定が立たず、さらに佐々は時間を持て余すが、この時間が佐々に興味深い情報をもたらすことになった。八丈島には、毎日新聞社の記者が見つけた小さな居酒屋があった。主人が元衛生兵で医療に関心があり、地域の住民の健康相談にも乗っているとわかり、その記者は佐々を案内した。

6年間の軍医経験のある佐々と主人は話が合い、八丈島特産の芋焼酎を酌み交わしつつ、主人は八丈島の病気、それも、八丈デングについて自らの観察を聞かせてくれた。

「冬に患者が発生するのは、ネズミが食べ物を求めて家に侵入するのが原因でしょう」

と言った。佐々はこの言葉に、

（まあ、これは発疹熱の論文を読んだ医者からの受け売りだな）

と思ったが、それに続く、主人の言葉に酔いも一気に醒めた。

「八丈デングにかかった人には、必ず体のどこかに、刺し痕があって、その部分が赤く盛り上がってから黒ずみ、やがてかさぶたになります。高熱は2週間、長ければ3週間続きますが、死ぬことはありません」

刺し痕、かさぶたと聞いて佐々は、

（刺し痕は刺し口のことか？　それに、かさぶた、となると、八丈デングの正体はツツガムシ病か？　発疹熱であれば、刺し口はあり得ない）

と思わざるを得なかった。とはいえ、逡巡した。冬場にツツガムシ病が発生するとは考えにくいからだ。新潟、秋田、山形の3県のツツガムシ病は夏場の病気であり、死亡率も高い。台湾のツツガムシ病は死亡率が低いといっても、ゼロではない。高熱と発疹が出る八丈デングがツツガムシ病であったとしても死亡率がゼロ、というのは理解できなかった。

（冬の八丈島は海が荒れて大変と聞くが、近いうちに冬に来て調べなければなるまい）

と佐々は決意した。

伝染病研究所に戻り、佐々は論文を書いた先輩に念のため、たずねた。

「先生がお書きになった八丈島の発疹熱ですが、発疹熱でもツツガムシ病のような刺し口はできるものなのでしょうか？」

佐々の問いにこの先輩は、何を言っているんだね、と一笑に付した。

同年12月、八丈島から東京都に「デング熱の患者を診察したという医師の報告がある」という届け出があった。東京都衛生局は政府に報告し、政府からGHQに報告が入った。

GHQは、「直ぐに現地で調べよ」と東京都衛生局に八丈島での調査を命じた。

前述のように、デング熱は日本国内では1942（昭和17）年に東南アジアから帰国した船員によって持ち込まれ、4年間で20万人もの患者を出したが、GHQは蚊の駆除を進め、人々が蚊に刺されないようにすることで流行は終息した。

東京都衛生局の技師が八丈島に行く前、佐々は検査方法を相談され、こう答えた。

「採血して、ワイル・フェリックス反応で血清の凝集反応を調べる必要はあるでしょうね」

技師は、作業を遂行して東京に戻った。所見からすると、3週間ほどで快癒した患者はデング熱とは考えにくく、論文で報告された発疹熱ではないか、となったが、話はこれで終わらない。

年が明け、1951（昭和26）年の1月、技師が再び佐々を訪れた。怪訝な表情で言う。

「佐々先生、八丈島の患者のワイル・フェリックス反応の結果が、OX19ではなく、OXKの陽性反応となっているのです。検査ミスですよね」

OX19陽性は発疹熱を、OXK陽性はツツガムシ病を意味する。

佐々も、その結果に驚くも、やはりそうか、と、居酒屋の主人が話した刺し口、かさぶたを思い出し、こう推測した。

（夏季ではなく、冬季に発生する死亡率ゼロの新種のツツガムシ病の可能性があるのか）

1948（昭和23）年秋の富士山麓での例もあるが、日本におけるツツガムシ病は日本海側の大河流域という限局された地域で夏場に発生する死亡率も高い病気、という固定概念もやはり捨て切れない。

とはいっても、ここまでの段階で、刺し口が見られる、血清の検査では発疹熱ではなく、ツツガムシ病を示している、といった要素が並ぶと、八丈島で本格的な調査を行う必要性が到来した、とも言えた。佐々は東京都衛生局と相談し、同年の11月か12月に、しかるべき専門家による調査団を編成して、八丈島に乗り込んで正体を突き止めることを提案した。

土佐のほっぱん

朝鮮戦争による特需によって、日本の復興は緒に就き、国民はようやく食べられるようになったが、当時の衛生状態はひどく、寄生虫蔓延時代と言われていた。

食料不足のために、家庭菜園で食料を調達する家庭も多く、回虫、十二指腸虫、蟯虫、鞭虫を主体とした土壌由来の寄生虫類が大流行していた。貧困な土壌で作物の生育を良くするために、人糞がそのまま散布され、便所内で発育した幼虫や虫卵が土壌内で孵化して作物に付着し、口から人体に入るということが絶えず繰り返されていた。

回虫や蟯虫はじめ各寄生虫病は国民病とすら言われており、佐々は全国の自治体に招かれて行政関係者への指導や一般向けの講演を依頼され、それらのために時間を割く必要もあった。

１９５１（昭和26）年の夏、高知県庁で佐々は講演を行った。

この四国出張で、佐々は、新たなツツガムシ病を発見する。高知県の西南部、幡多《はた》郡白田川村の伊田（現・幡多郡黒潮町伊田）という海沿いの集落のみに、「土佐のほっぱん」と呼ばれる原因不明の発疹を伴う熱病が見られる、と佐々は以前から聞き及んでいた。ほっぱん、とは発疹の方言らしかった。死亡者も出ているらしいが、頻繁に死亡者が出るような重大事であれば、高知県が対策を国に訴えるはずだが、それもない。これといった医学的な根拠は見出せないものの、八丈デングに関する情報が収集される中で佐々は、

（「土佐のほっぱん」は、ひょっとするとツツガムシ病なのかもしれない）

とも思い始めていた。講演後、高知県庁や医師会、高知大学の協力も得て、高知市から車で6時間を要する伊田集落で調査をする計画で、高知県に乗り込んだ。

リケッチア症を媒介しないナンヨウツツガムシがいるにせよ、伊田集落に到着してみて、

（ツツガムシ病と考えたのは早計だったかなあ）

佐々は舌打ちした。山が海岸まで迫り、猫の額ぐらいしかない伊田集落には、そこそこの幅がある川はあっても、それらは阿賀野川や雄物川といった大河とは比べ物にならない。河原には雑草が生い茂っているが、葦は見当たらない。家屋は点在し、水田は限られていて芋畑があるぐらいだ。

ここに、死者を出すほどのツツガムシ病があるとは考えにくかった。とはいっても台湾など、日本のように大河の流域に患者は発生せず、山麓の原野、山岳地、竹藪、砂地で刺されることで発症する、死亡率の低いツツガムシ病が確認されている例もある。

先入観を捨て、佐々はまず、住民の話を聞いた上で、ネズミを捕獲してツツガムシの有無を調べ、「土佐のほっぱん」にかつて罹患した者を紹介してもらおう、と考えた。

集落の顔役である古老宅に案内されると、

「正確な時代は不詳ながら」

と断って、まずは言い伝えから佐々に語り出した。

——お上が所有する材木を、伊田の村人がお上のものとは知らず、勝手に使った。それがお上の逆鱗に触れ、伊田の名主が自害を命じられた。「ほっぱん」は、村人の不注意で死んだ名主のお上と村人に対する恨み、たたりである——。

古老は、次のような歴史も教えてくれた。明治以前についてはわからないが、1882（明治15）年、1883（明治16）年頃には子どもから年寄りまで多くの村人が苦しみ、死んだ。1886（明治19）年は大洪水が起こり、5人が死んだ。大正期に入ると、助かる者、死ぬ者と相半ばしている。1932（昭和7）年に海岸の藪を伐採してから患者は減少しているが、この年、海岸を整地して築堤をした際、作業をした女性が3人発病し、2人が死んだ、と。

ここまでの話は、なるほど名主のたたりめくが、続けて古老の語った言葉を聞き、

（ツツガムシ病の症状に似ている。これは本物かもしれない）

と佐々は思った。

——患者が出ると、私は見舞いに行くが、共通するのはいずれも急に寒気に襲われて、高熱が出てから1週間もすると赤い発疹が体に見られる。それも、体のどこかに1ヵ所、小豆ほどの大

きさのかさぶたができている。本人も気が付きにくい。死ぬ場合は、高熱が出て2、3週間もすると意識が朦朧とするか、死への恐怖で半狂乱の状態となってから意識不明に陥って死ぬ。助かった者は、かさぶたがふさがった痕が残る——。

八丈島の居酒屋の主人、この古老と、医学を学んだ経験はなくとも、観察眼は並々ではないぞ、と佐々は思った。

古老の案内で、佐々は助かった者を訪ね歩いた。彼らの身体には刺し口の瘢痕が確認できた。佐々は集落での聞き取り調査で、確実に「土佐のほっぽん」と思われる患者は1919（大正8）年から1948（昭和23）年までに10人（男2人、女8人）発生し、全員治療は受けておらず、7人が死亡していた、と把握した。最年少は9歳の女子、最高齢は70歳の女性だった。生存者は18歳の男子、11歳の女子、26歳の女性である。

死亡率は実に70％で、死亡率の高さが名主のたたりと呼ばれるのもむべなるかな、と佐々は思った。7月から9月の時期に、海岸の畑や草むらを掘り起こす作業中に刺されているらしかった。伊田の集落のあちこちにネズミ捕りを仕掛け、翌朝、回収してみると、ドブネズミの耳にはツツガムシの幼虫が付着していた。

持参した顕微鏡で調べると、日本では報告されていない新種のツツガムシで、佐々はトサツツガムシ（*Leptotrombidium tosa*）と命名した。

患者の血液を採取し、顕微鏡を用いて血清を調べるワイル・フェリックス反応で血清の凝集反応を見たところ、ツツガムシ病の陽性反応が確認された。

佐々はドブネズミから得たツツガムシの幼虫を伝染病研究所に持ち帰り、リケッチアを専門としている川村明義に渡した。彼は、川村麟也の三男である。千葉医科大学を卒業後、伝染病研究所に入り、田宮猛雄のもとでリケッチアについて学び、自らも研究室内でツツガムシ病に感染したが事なきを得た。

佐々が祖父、伯父と親族の3代でツツガムシ病を研究する立場であれば、川村も親子2代でツツガムシ病を研究する立場だった。

川村は見事、佐々が持ち帰ったツツガムシがリケッチアを持っていることを証明した。「土佐のほっぱん」はツツガムシ病と特定されたのである。

その後、香川県大川郡相生村の馬宿《うまやど》（現・東かがわ市馬宿）という海岸の集落、並びに近隣のやや奥まった所にある引田（現・東かがわ市引田）、小海（現・東かがわ市小海）などで馬宿病と言われる病気の存在が報告され、トサツツガムシが見つかった。

ツツガムシ病に間違いないと思われる馬宿病患者の発生は1931（昭和6）年から1952（昭和27）年までに18人あり、うち7人が死亡した。こちらは6月から9月にかけて患者が発生していた。生存者11人のうち8人は1950（昭和25）年以降の患者だが、いずれも抗生物質が投与され、治癒した。治療していない10人のうち、生存者は3人で、死亡率は70％だった。

名主のたたりと伝えられてきた「土佐のほっぱん」の正体は、それまでは知られていなかったツツガムシ、それも四国で、限られた集落に棲息するトサツツガムシだったのである。

七島熱

「土佐のほっぱん」の正体を突き止めた佐々は、「野ネズミのいるところ、ツツガムシがいる」ということを半ば確信した。

伝染病研究所に近い国立自然教育園でアカネズミを捕り、人間には無害なフジツツガムシを採集したとき以来、抱いていた考えであった。研究室の予算の関係はあるものの、手近な近県で野ネズミを捕獲して、ツツガムシの有無を確かめてみようと動き出した。

ツツガムシがいるとすれば、地域住民にかさぶたができて、高熱に苦しみつつ発疹が出る、あるいは刺された箇所が腫れて猛烈にかゆくなる、といった症状が現れていないかどうかも調べてみようじゃないか、と佐々は研究室の部下に提案した。

ナンヨウツツガムシ、それにトサツツガムシと新種を見つけた佐々の言葉に、彼らも高揚して同意した。

「ツツガムシ病の発生は夏の期間だ。今の時期がチャンスだ」

佐々は言った。スタッフは夏休み返上で、各地に出掛けてネズミ捕りを開始した。しかし、ネズミは捕れても、ツツガムシが思うように捕れないのは、佐々にすれば意外だった。佐々自ら、

「最上川や雄物川の流域以外でも山形、秋田には、ツツガムシの棲息地があるのでは？」

と考えて、奥羽山脈を中心に野ネズミを捕獲したが、思うような成果は得られなかった。

なぜか？　この疑問を持ったまま、佐々は八丈島行きの準備を着々と進めていた。

この1951（昭和26）年の夏、フィラリア症の治療薬の追跡調査で八丈小島に渡るスタッフ2人に、八丈島で八丈デングのカルテを可能な範囲で医師から借りてくるよう頼んでおいた。八丈島だけではなく、大島、三宅島など他の伊豆七島も対象とすることで、東京都から派遣予算を確保した。

佐々は「八丈デングはツツガムシ病に間違いない」と見立て、腹腔内培養に用いるマウスも用意したが、ツツガムシ病ではないという万一の可能性もある。細菌、ウィルスの可能性も考え、国立予防衛生研究所、北里研究所にも協力を要請し、協力が得られた。東大伝染病研究所、東京都衛生局の研究者、都庁職員と5つの組織による総勢12人の調査団が編成されたのである。もちろん、川村麟也の三男の川村明義も含まれていた。

12月9日の午後4時、東京港を出港。全員が一堂に会すのは、これが初めてであった。船内で詳細な打ち合わせを行い、大島、三宅島で分隊長となる研究者が下船し、佐々は隊長として八丈島に入る。

12月10日の午前6時に八丈島の三根港に到着し、大賀郷村《おおかごう》（現・八丈町大賀郷）の旅館で旅装を解き、朝食を取った後、大賀郷村診療所に立ち寄った際、飼い犬の耳にツツガムシがたかっているのを見つけた。タテツツガムシだった。

午後、開業医4人と調査団による会議が行われた。初対面の医師もいるが、1年前、デング熱を報告した医師ももちろん同席しており、不思議な病気であることを佐々らに強調した。

佐々が驚いたのは、初対面となる医師が、

「熱が治まった患者には刺した痕が残るのです」

と話したことだった。

全員揃って、既往歴のある患者を訪ね、刺したという痕を見せてもらう。佐々も見た。

（ツツガムシがいて、刺し口がある。八丈デングはツツガムシ病だ）

来島して半日足らずで、八丈デングはツツガムシ病に間違いないと確信した。それをはっきりさせるには、患者の血液が必要だ。ワイル・フェリックス反応で血清の凝集反応を調べたところ、ツツガムシ病の特徴のOXKが示されていた。

採血後、患者にはテトラサイクリンが与えられた。テトラサイクリンを投与すると、2、3週間も高熱で苦しめられていたのが、2、3日で熱が下がり、回復に向かった。このことにより、治療法も確定した。

また、患者の血液はマウスの腹腔内にも注射された。2週間後にマウスを解剖し、脾臓や腹膜の組織を顕微鏡で見るとリケッチアが確認できた。

その結果が出るまでの間に佐々らは、かつて罹患した患者を訪問して、いつ、何歳頃に、どのあたりでツツガムシに刺されたか、についての疫学調査を行った。

その結果、八丈島の特定の集落で発生が見られるのではなく、八丈島全体に点在するかたちで見られることがわかった。11月頃より患者が発生し、12月、1月、2月と続き、3月頃には見られなくなる。患者はツツガムシの幼虫に刺されて感染するわけだから、赤虫ことアカツツガムシより薄い橙赤色のタテツツガムシの幼虫が地表に出ている時期と重なると考えて、間違いはなかった。

八丈島では畑や草原などで、11月よりタテツツガムシの幼虫が多く地表に現れ、3月頃にこの幼虫は地表で見られなくなることがわかったのである。

圧殺式捕鼠器を仕掛けて採集されたツツガムシの幼虫は、新潟県、山形県で赤虫、毛谷と呼んでいるものと体色が酷似し、長さは0・2ミリほどと、大きさもほぼ同じだった。

テトラサイクリンのような治療薬がなかった頃、新潟、秋田、山形の3県での現地調査では、「もし赤虫に刺されたら」という極度の緊張感があった。八丈島では、テトラサイクリンやクロラムフェニコールなどの治療薬を携行していることで安心な上に、このあたりのツツガムシ病では死亡例はないという調査結果は調査団にとって精神的に大きかった。

1948（昭和23）年の10月19日から11月16日まで、富士山麓で演習を行ったアメリカ兵27人が発疹、高熱に見舞われ、タテツツガムシによるものと判明したことは既に記したが、八丈島も同様であったのである。

タテツツガムシはネズミの他に鳥やトカゲに付着していたが、岩の上にいるタテツツガムシを採集して、人体やネズミに付着させてどのような経過をたどるかも実験した。

刺されても死ぬことはないし、発病しても治療薬がある。それゆえにできる「人体実験」だ。

人間やネズミの組織液を吸ってから、土中に戻って生育することはわかっていたが、何日ぐらいで満腹となり、人間やネズミから離れるのか、という疑問があった。

実験をすると、皮膚を刺してから2日間ほどで満腹して倍以上の大きさにもなり、その後はポロリと落ちることがわかった。ただ、人間に食いついたツツガムシの幼虫がどのようにして土の中に戻るのか、人間が農作業するタイミングを見計らっているのかまではわからなかった。

とはいえ、この実験によって、アカツツガムシの幼虫に刺されてから4、5時間後にイライラの不快感を患者が覚えるのは、幼虫が皮膚にとどまっているからで、虫医者や虫掘り医者の針で虫を掘り出す、刺された場所の皮膚を虫も含めて切り取るという治療法も効果があったのではないか、と考えられるようになったのである。ツツガムシの幼虫は入浴や行水で洗い流されるような弱い食いつき方をしていないようだが、確実に土に戻れるのは、人間よりもネズミであり、人間への吸着は子孫を残す上では好ましくない、と言えそうだった。

1952(昭和27)年1月にも八丈島で追加の調査が行われ、この頃には三宅島や大島、新島でもタテツツガムシが棲息し、冬季に八丈デングと同様の患者の発生が確かめられた。

1951年の1月から1952年1月末までの八丈島における八丈デングの患者の発生数は285人であった。1952年1月の八丈島の人口は1万2479人であり、人口比に換算すると2%弱だった。佐々にとっては、低いとは言えない数字である。年齢別に5歳区切りで見ると、0~4歳が高く、15歳から19歳にかけて低くなり、30歳から34歳で最も高くなり、以降は右肩下がりとなる。

今回の調査団は十分な仕事を行ったが、最後に大切な仕事が残っていた。

新種のツツガムシ病の名称の決定である。佐々ら調査団の一行は正式名称として、伊豆七島にあるツツガムシ病ということで「七島型恙虫病」と名付け、通称として「七島熱」と呼ぶことを決めた。その後、学会では七島熱の呼称で定着していった。

リケッチアを媒介するにもかかわらず、死亡率ゼロのツツガムシ病が存在することに、佐々は自然の深遠なる姿を見た思いがした。

新潟医科大学時代の川村麟也は、死亡率の低い台湾のツツガムシ病に強い関心を持ち、自らも台湾に足を運んだ。そして、ワクチンの開発も行ったが、安心と認められるワクチンの開発は果たせなかった。死亡率ゼロのツツガムシ病の発見に、その川村の三男の明義が参加していたのも縁であった。

縁と言えば、八丈島でデング熱を報告した医師と佐々は酒食を共してみると、彼は新潟医科大学の出身で、戦時中は陸軍の軍医として八丈島に滞在し、のちに夫人となる女性と親しくなり、そのまま住み着いた、と話してくれた。

新潟医科大学出身であれば、八丈デングがツツガムシ病ではないかと疑ってもよさそうなものだが、彼は笑いながら言った。

「自分は医学生時代、全然勉強していなかったので」

佐々とすれば、彼を責める気は毛頭なかった。むしろ、デング熱という診断をしてくれたことで関係者の耳目を集め、結果的に七島熱の発見につながったからだ。

（彼が論文で発表されたように発疹熱と診断していたら、今回の調査団結成はあり得なかった。自然を相手とした研究は、予想もしない、おもしろい方向に進むものだ。これが自然科学の醍醐

味でもある）

佐々は思うのだった。

全国調査の開始

佐々が高知県でトサツツガムシによるツツガムシ病を発見した1951（昭和26）年。同年の夏、秋田県で1人の農民がツツガムシ病を発病した。テトラサイクリンを投与することもなく軽症で済んだこの農民は、ツツガムシ病の研究者、秋田県の医療関係者の注目を集めた。というのも、この農民は1940（昭和15）年の5月早々、慶応義塾大学の川村麟也が秋田県下で弱毒性の台湾の澎湖島株から作ったワクチンを200人の農民を対象に接種したときの1人だったからである。

当時、ワクチンを接種した全員が高熱を発し、1人が死亡するという事態を招き、川村と秋田県衛生部は強い非難を受け、秋田県内では社会問題となったが、以後、ワクチン接種者の健康状態については報告されていなかった。

ワクチン接種から10年、接種した全員が居住地を変えることもなく、農作業を継続していたとは言えないにしても、報告されている限り、ツツガムシ病の発病は1人だけで、しかも軽症であったことから、川村が接種したワクチンは最低でも10年間の免疫力を持つもの、と考えられた。

しかしながら、完璧といっていい治療薬・テトラサイクリンが登場したことで、より安全性の高いワクチンを開発する構想は消えた。有毒地における医師も農民も、刺し口の発見やツツガムシ病によるものかと思われる発熱があった場合は、「とにかくテトラサイクリンを服用すれば死ぬことはない」と認識したからである。

さて、その1951年は、日本がサンフランシスコ講和条約を世界48ヵ国と締結した年でもあった。翌1952（昭和27）年4月28日に発効し、これによって日本はアメリカの施政権から解かれ、独立国としての主権の回復を国際的に認められた。同条約発効後も沖縄諸島、奄美諸島、小笠原諸島の各島々はアメリカの施政権下にある状態が継続されたが、奄美は沖縄、小笠原に先駆けて1953（昭和28）年12月25日に日本に返還された。

サンフランシスコ講和条約と共に、日本はアメリカと日米安全保障条約を締結した。同条約は日本各地の米軍の駐留の継続も認めるものであった。

東西冷戦の真っただ中、アメリカ政府は沖縄を「太平洋の要石」と位置づけ、沖縄の駐留米軍基地は中国大陸、朝鮮半島はじめアジア・太平洋の諸国を睨む格好になった。

ツツガムシ病は、テトラサイクリンなどの治療薬を服用さえすれば治る病気となったが、富士山麓で米兵が見舞われ、高知県、伊豆七島などにも常在していることが明らかとなったことで、これらについては各論文が発表され、学界内を賑わした。

日本で野ネズミのいるところ、ツツガムシがいるのではないか——佐々はこの持論を学会発表や論文で述べた。学界内では日本全国のツツガムシ病の分布を把握する必要性も議論された。

1954（昭和29）年の10月、日米合同の「地方性リケッチア症研究班」が組織された。班長には東大伝染病研究所長、東大医学部長を経て日本医師会長となっていた田宮猛雄が就任し、国立予防衛生研究所、東大伝染病研究所、新潟大学医学部などから専門家が集められた。

北は北海道の稚内、知床半島から南は鹿児島県の奄美諸島の各島々まで、各都道府県の関係機関の協力を得て、野ネズミを捕らえ、ツツガムシの有無を調べる。各地の医師会にも協力を乞い、全国の開業医にアンケートも実施し、ツツガムシ病の諸症状に似た患者の診察歴をたずねるのだ。

一方で、各大学、各研究所の研究室には、ツツガムシ病の研究を多角的に行うことを奨励した。

研究予算はすべて米軍の負担であった。その額、年間で2万5000ドル。1ドル360円の時代に、単純計算で年間900万円という破格の規模であった。それも1年間の限定ではなく、まとまった研究成果が出るまで研究の継続を認めるというのだから、日本の研究者は戦勝国の国力の凄さを思い知らされることにもなった。

ただ、アメリカがそこまで力を入れた研究がスタートした、くしくもその年の秋、1948（昭和23）年と同じく富士山麓の演習地で約40人の米兵がツツガムシ病に見舞われた。

赤い苔

全国一斉に研究がスタートした中で、注目すべき業績を早々に上げたのは佐々の研究室であった。八丈島で七島熱の現地調査をしたとき、「八丈デングの熱が治まった患者には刺した痕が残る」と教えてくれた医師が1955（昭和30）年の新年早々、佐々に電話をしてきた。用件は、

「八丈島空港の近くの藪の中に、岩が真っ赤になるほどタテツツガムシの幼虫が群がっている場所があります。しかも、人間が近づいて初めて幼虫が岩から溢れ出てくるのです。是非、観察に来てください」

というものだった。

佐々はこの話を聞き、しめた、と思った。研究室内で実験を行うにあたっては、ツツガムシの幼虫を集めることは不可欠である。それも、人間やネズミの組織液を吸う前の未吸着の幼虫が必要であった。ネズミやマウスの組織液を吸ってから、どのような生活史を辿るのかを精査できる絶好の機会であった。

土中に潜る前の幼虫の採集はそれまで、ネズミを圧殺式捕鼠器で捕獲し、死んだネズミを研究室に持ち帰り、水を張ったシャーレの真上に1匹ずつ、足から吊るす方法が一般的だった。逆さになったネズミの耳からツツガムシの幼虫が、重力によって水の上に落ちる寸法だった。幸いにも、幼虫は溺死することはない。

しかし、この方法はツツガムシが組織液を吸った後であり、それにネズミを捕まえる手間がかかる。佐々は八丈島からの遠距離電話で、タテツツガムシを短時間で存分に採集できるはず、と見立てたのであった。

佐々は早々に助手を連れて、空路で八丈島に入る。八丈島空港はもとは海軍の飛行場だが、前年の1954（昭和29）年に村営の飛行場となり、羽田空港から民間航空機が定期就航したばかりだった。空港に到着したその足で、出迎えた医師の案内を得て現場に向かう。

「これは赤い苔みたいですな」

佐々は、びっしりと溶岩性の岩に群がるタテツツガムシの幼虫を見て、嘆息した。

確かに医師が言ったように、人が近づくと、幼虫は岩の小穴、石や落ち葉の下から、這い出してきて岩を登る。そして、岩の上で活発に動くのである。少し遠ざかり、双眼鏡でのぞくと、幼虫らはなぜか動きを止めるのだった。

「人の気配を感じてのものらしいですね」

佐々は言った。その気配が具体的に何であるのかを調べられないものか、というのが医師が佐々に言わんとしていることであった。

それを明らかにする実験の構想を考えつつ、佐々は採集を始めた。

細い筆や耳かきの羽毛部分で、幼虫の大群の表面を軽く撫でると、毛や羽に引っ掛かる。それを左手に持った試験管の中に入れ、払うと試験管の底に落ちる。これを三度、四度と繰り返すと、試験管の中は赤い塊ができるのだった。

赤虫を採集し、試験管やシャーレに入れて東京の研究室に持ち帰る場合、濾紙に水分を含ませ、その一片を容器に入れて密閉し空気を遮断しても問題がないことは、長与又郎の山形県での採集のところで記述した。佐々が採集した数は長与とは比べものにならないほど多いわけだが、赤い塊であっても、試験管に水分を含ませた濾紙を一片入れ、コルクで密閉しておくだけで、伝染病研究所の研究室に持ち帰るのに何の問題もなかった。

1週間滞在して、万を超えると思われる幼虫を集め、滞在中、宿で連日連夜、幼虫の動きに影響を及ぼす人の気配とは何であるのかを論じた。

「人が近づくことで陰影ができる。光の加減を感じてのものだろうか」

「藪に入るとき、ガサガサと音がする。音を感じるのではないか」

「藪に入るときの人間の振動かもしれない」

「人体が発散する体温や体臭ではないか」

「人の呼吸に含まれる水蒸気か」

実際に調べるのは、東京の研究室においてとなるが、佐々は現場で、幼虫が登っていた溶岩のかけらも採集して、東京に戻った。

研究室で10センチほどの高さのある腰高シャーレの中に、小型シャーレを置く。小型シャーレの真ん中に溶岩のかけらを置き、幼虫をその上に散らすと、幼虫らは激しく周囲を動き回り、やがて高い場所を目指して動くのだった。

高い場所に何十匹も集まり、団子状となるも、落ちてゆく姿も見られた。しかし、これは佐々らが周りを取り囲んで観察している間だけだ。
4、5メートルも離れると、虫たちは動きを弱め、小穴の中に入るなどする。だが、近づいてみると、虫たちは動き出し、穴から這い出てくる。
やはり何かの気配を感じるらしい。溶岩では形状が不規則なため、木炭の粉末を混ぜた石膏を濾紙を敷いた濾斗に入れて固めた円錐形の置物で造ってみた。これを新たな小型シャーレの真ん中に置き、新たな腰高シャーレに入れ、虫を放すと、果たして虫たちは上へ上へと登り、狭い頂上を目指し、活発に動く。

ここでガラスの蓋を用いて、腰高シャーレを閉じてみると、虫は動くのを止め、じっと静止した。しばらくして、ガラスの蓋を取ると、虫は動き始める。また、ガラスの蓋を載せると動きは止まり、取ると動き出す。何かの気配を感じていることは明確だった。

ツツガムシ、〝息に感ず〟

ここからプロの研究者の観察力が試される。

小さな箱の中に、円錐形の置物を置き、そこに虫を入れ、箱の封をした。虫の動きを顕微鏡で観察する方法を採ったのである。

八丈島の宿での議論で要因と考えられたものをすべて試し、消去法で残ったものが正解となる。

まず、箱やガラスを叩き、音や振動をあれこれと与えたが、虫は全く無反応であった。

次に日光を当てる、遮光する、電灯を点滅するなどしてみたが、光に対しても無反応だった。

温度に対する反応では、人間の体温程度に温めたものをはじめ、温度をあれこれと変えた鉄棒を差し込んだが、これにも無反応だった。

汗による体臭かと考え、屋外でわざわざ一汗かき、汗を吸わせたガーゼを箱に入れてみたが、これにも反応はなかった。

空気の流れか、と思い立ち、細いゴム管を通じて温度と湿度を変えつつ、ポンプで空気を送り込んだが、こちらにも無反応であった。

もはや佐々らの研究室のメンバーも、苛立ちを感じ始める。半ばやけ気味に、「呼吸はどうか?」と考え、空気を送り込むためのゴム管を口にして息を吐くと、虫は即座に反応した。

人の呼気の中にある、特定の物質に反応するらしい、と考えられた。東大の理学部化学科の協力を得て、呼気の中の各物質を抽出する実験法を整えてもらい、吟味していったところ、二酸化炭素、つまり炭酸ガスに幼虫は反応して動き出したのであった。

人間は呼吸をすることで酸素を取り入れ、二酸化炭素を吐き出す。空気中に酸素は約20%あるとされ、この空気を吸って吐き出すとき、16%の酸素と4%の二酸化炭素になる。しかし、実験では1%ほどの微量な二酸化炭素でも反応した。

炭酸ガスが気配の正体とわかり、佐々は、自然の絶妙な仕組みを考えさせられた。

小さな虫とはいえ、四六時中、活発に動いていてはエネルギーを失ってしまう。人間やネズミなどの宿主が近づいたときのみ動くのは、エネルギーを効率よく使用して、宿主に寄生するための進化、としか言いようがなかった。

人間やネズミの呼気の炭酸ガスを感じ、つまり、〝息に感じて〟幼虫は這い出してきて高い場所に移動し、吸着のチャンスをうかがうわけだ。

かつて、新潟の有毒地で佐々の伯父の緒方(規)が、「ゴム長靴を履いて有毒地に足を踏み入れると、赤虫がゴム長靴をよじ登るように這い上がってくる」と報告していたが、これはアカツツガムシの幼虫の赤虫が人間の呼気に含まれる二酸化炭素に反応して、人体への吸着を試みるための死にもの狂いの動きだったと考えれば、今回の実験と辻褄は合う。

八丈島で大量のタテツツガムシの幼虫を採集し、試験管に入れ、わずかな水分を入れはするが、何日もコルクで密閉したままでも東京の研究室に持ち帰ることができたのは、空気中の炭酸ガスと触れていないのでエネルギーを浪費しなかったため、とも考えられた。

そこで、佐々はタテツツガムシも〝息に感じる〟のか、を調べることにした。

夏、秋田県の大曲でアカツツガムシ以外のツツガムシの幼虫を採集し、寺邑の恙虫病研究所で実験してみると、この幼虫も、円錐形の置物の上へ上へと移動し、炭酸ガスに反応する習性を示したのだった。

八丈島に行き、アカコッコやイソヒヨドリといった鳥類のみに吸着するトリタマツツガムシ、ハセガワツツガムシなどのツツガムシも、炭酸ガスに反応することを確認した。海岸の岩場に現れるこれらの鳥たちを観察し、岩場をよじ登るなどして、岩肌に息を吹きかけると、小さな穴からツツガムシが這い出てきたのだった。

さらに佐々の研究室は視野を広げ、ノミやイエダニといった衛生害虫でも同様ではないか、と考えてみた。空き家や別荘では、空気の入れ替えや掃除のために数ヵ月ぶりに人が入ると、ノミやイエダニに食われるというのはよく聞く話であるからだ。

「人が入り込むことで、呼気の炭酸ガスに反応するからではないか。越冬も含めて数ヵ月の間、彼らが飲まず食わずでも生きていられるのは、じっとして無駄なエネルギー消費がないからではないか」

と佐々は推測したのである。

犬に寄生するイヌノミ、猫に寄生するネズミノミを集め、砂を2センチほど敷いたガラス瓶の中に入れる。蓋を閉めておくと、ノミは砂の中に潜る。そこに細いガラス管で息を吹き込むと、ノミは砂から飛び出し、跳ねたのである。

イエダニの場合は、ガラス管の中にガーゼを入れ、その後でイエダニを入れ、蓋を閉める。ダニはガーゼの中に身を潜める。そこにノミのときと同様に細いガラス管で人の呼吸や炭酸ガスを入れると、ガーゼから這い出て来るのだった。

佐々の研究室の研究成果とは別に、この頃には外国の研究者によって、蚊は炭酸ガスにより誘引されることが明らかとなっていた。果たして、日本に棲息する一般的な蚊であるヒトスジシマカをはじめとするヤブカでも同様の結果が得られるかを検証するため、佐々がガーゼでくるんだ冷却剤に用いられる二酸化炭素の固体であるドライアイスを墓地に持ち込んでみると、やはり多くの蚊が吸い寄せられるように飛んできた。

佐々は一工夫し、ドライアイスの近くに、湯気の立っている湯が入った瓶を置いた。ドライアイスは人の呼吸、湯は人の体温に見立てたものであった。こちらにはドライアイス単品のときよりも、より多くの蚊が集まって来た。

蚊の場合、炭酸ガスは人や動物の存在を確認する手立てとなっているが、ツツガムシやノミ、イエダニの場合は炭酸ガスは静止状態を解いて、動き出すための誘因となっている。

その差はあるが、ツツガムシの生活史を解明する上で、炭酸ガスに反応して宿主に吸着するという生態が判明したことは大発見であった。

沙蝨

母方の祖父の緒方正規、伯父の緒方規雄、自分と親族３代にわたり、ツツガムシ病を研究する佐々は、「つつがなし」「つつがなく」をはじめ「恙」の語源に必然的に強い関心を抱いてきた。

佐々は毎年夏、秋田県に通い、研究と寝食の場を快く提供してくれる大曲の寺邑政徳・誠祐の親子と昵懇となり、秋田県におけるツツガムシ病の研究史に通暁していった。

１８１９（文政２）年に、大友玄圭・玄宰の親子は漢文による共著『沙蝨《さしつ》毒治験』を発表した。湯沢の田中敬助は「日本沙蝨病研究所」と沙蝨を用いている。秋田では砂蝨《すなだに》と砂虱《すなじらみ》の言葉が使われ、同義であったにせよ、「なぜ砂ではなく、沙か？」という疑問をツツガムシ病の研究者たちがかねがね抱いていたのは既に述べた通りである。

佐々は生前の川村麟也の論文の中に、明の時代の李時珍（１５１８〜１５９３年）が１５９６（慶長元）年に刊行した漢方薬の史料である『本草綱目』に沙蝨なるものに関する記述が存在し、それは『諸病源候論』での記述に似ている、という報告を見つけた。

佐々は、大友親子は『本草綱目』を精読しており、大曲で見られる患者の症状が沙蝨の引き起こすものと疑わず、『沙蝨毒治験』と名付けたのではないか、と想像した。

『諸病源候論』は隋の時代、巣元方という医家が遺した中国医学の古典ともされる医書である。６１０（推古天皇18）年に編纂されたもので50巻あり、１７００を超える病気の原因、症状などが記録され、ここに、沙蝨に冒された場合の以下の記述が見られる。
「山内水間有沙蝨（山中の水たまりや湿気の多いところに、この虫がいる）
其蟲甚細不可見（小さいので、ふつうは見ることができない）
人入水浴及汲水澡浴此蟲著身（人が水浴びをする、水汲みのために水にふれると、この虫にとりつかれる）
及陰雨日行草間亦著人便鑽入皮裏（長雨の日に山を歩くと、この虫が体内に入りやすい）
其診法初得時皮上正赤（その診断方法としては、はじめ皮膚が赤くなる）
如小豆黍粟（それはちょうど小豆かキビの実くらいの大きさである）
以手摩赤上痛如刺（腫れたところを手でさわると、針で刺したような痛みを覚える）
過三日之後令百節強疼痛（三日ほど過ぎると、痛みはますますひどくなり）
寒熱赤上發瘡（悪寒や発熱と共に、腫れたところにはかさぶたができる）
此蟲漸入至骨則殺人（こうしてこの虫が体内に入り込むと、骨がむしばまれ、ついには命を落とすことになる）
人在山澗洗浴竟巾拭㸌㸌如芒毛針刺（山中でこの虫にとりつかれ、それを取り払おうとしても、その痛みはまるで針で刺されたときのようである）
熟看見處以竹簪挑拂去之（よく見て、竹のかんざしなどでほじくり出して、虫を取り払う）
已深者用針挑取蟲子正如疥蟲（虫がもっと深く体内に入ってしまったときは、針を使ってこれを除く要領となる）

著爪上映光方見行動也（取り出した虫を爪の上におくと、光の加減でその動きが見えるときがある）

挑不得灸上三七壯則蟲死病除（虫をほじくり出すことができないときには、お灸の「三七壮」を用いれば、この病気を取り除くことができる）

若止兩三處不能為害多處不可盡挑灸（お灸は二、三ヵ所であれば害はないが、たくさんすることはできない）

挑灸其上而猶覺昏昏是其已大深（お灸をしてそれを感じないのであれば、この虫がそれだけ深く入り込んでしまっていることになる）

便應須依土俗作方術拂出之（地方の方法では、方術でこれを取り出すことがある）

并作諸藥湯浴皆得一二升出都盡乃止（あるいはいろいろな薬湯でこれを治す。一、二升を用いて、ようやくこれを治すことができる）

（和訳は青山学院大学文学部教授の飯島渉による）」

中国でも、小さな虫に刺された後、かさぶたができ、高熱に襲われ、命を落とす恐ろしい病気があることは古くから知られていた、と考えていいだろう。『諸病源候論』の記述がツツガムシ病を意味することはまず明らかで、1300年以上も前の時代ということを考えれば、ほぼ正確に症状を記していると評価してよい——佐々はこのように感じていた。

遣隋使の派遣にあたり、聖徳太子が小野妹子に持たせた手紙に、

「日出處天子致書日没處天子無恙云云」

（日出ずる処の天子、書を日没する処の天子に致す。つつがなきや……）

とあったのは607（推古天皇15）年であった。

「病気などに罹っておらず、お元気でしょうか」の意味として、「無恙」が使われているが、ここで、1つの疑問が生じてくる。

「つつがなき」の「つつが」は、病気、災難、憂いを意味し、そこから「病気を起こす虫」として「恙虫」と日本では命名されたと考えられるだが、漢字の故郷の中国では恙の文字から沙蝨を想起するのではないか、という疑問である。

それについて、佐々は考察する機会を得た。

1949（昭和24）年、中国共産党により中華人民共和国が建国された。日本との国交正常化は1972（昭和47）年となるが、国交が回復する前の1955（昭和30）年の11月、日本人医師20数名からなる訪中医学団が編成され、佐々もメンバーの一人として北京を訪れた。

到着早々、中国側の医療関係者および要人との会談が行われた。会談の冒頭、同国の国務院総理であった周恩来が、中国人民の健康を損なっている最大の敵は血吸虫病である、と突然言い出し、会談はそれに比重を置くものとなった。

血吸虫病とは日本の山梨県の甲府盆地、広島県の片山地方、福岡県と佐賀県にまたがる筑後川流域と、4県を中心に見られる日本住血吸虫症という寄生虫病のことである。

症状が進むと、肝硬変から腹水が発生する。日本最大の流行地となっていた甲府盆地では「水腫張満《ちょうまん》」と呼ばれ、「水腫張満、茶碗のかけら（水腫張満となった者は茶碗のかけらのように、もはや人間として何の役にも立たない。廃人になる）」と恐れられた。

水田や小川などに棲息する淡水産の米粒大の巻貝が中間宿主であることを、1913（大正2）年に東大医学部出身で九州帝国大学医科大学教授の宮入慶之助が佐賀県内で発見し、ミヤイリガイと名付けられた。日本住血吸虫症の患者が発生している所には、この巻貝が必ず棲息する。日本で初めて病原体が発見されたことから、日本住血吸虫症と「日本」の名が付いたが、アジア各地に見られる深刻な寄生虫病であり、当時の日本では農薬や殺虫剤を殺貝剤に用いる、用水路や畦をコンクリート3面張りの溝渠にして流れを作って産卵を抑え、下流に集まった貝を焼却処分する、水田を果樹園に転換して貝の棲息そのものを断つ、といった方法で、ようやくこの病気をコントロールしつつあった。

佐々も、日本住血吸虫症の研究に従事する医学者の一人であった。この訪中団では最年少ではあるが、一行で日本住血吸虫症の専門家は佐々しかいない。必然的に佐々は諸先輩を差しおき、席を前に移さざるを得なかった。

この滞在中に佐々は北京医学院で『諸病源候論』の原本を閲覧する機会に恵まれた。現地の医師たちと意見交換をする中で、佐々は驚く。

佐々が出会った中国人の医師たちは、恙虫の名は知ってはいても、自分たちの国に恙虫よりも遥かに古くからあった沙蝨という中国名はまったく知らなかったのである。沙蝨は現代においてなじみの薄い古語、と佐々は察したのだった。

古典型ツツガムシと新型ツツガムシ

佐々の伯父である緒方（規）は、1957（昭和32）年の11月、第1回の野口英世記念医学賞の受賞者となった。授賞対象は「恙虫病病原体の発見」である。

野口英世記念会は、野口英世の遺徳偉業を顕彰するために、野口がアフリカのガーナで黄熱病の研究中に殉職した1928（昭和3）年に設立された。記念事業のひとつとして野口英世記念医学賞が設けられ、野口が生前行った細菌学や、寄生虫学を含めた医動物学と関係のある優秀な医学研究を表彰することになり、第1回の栄誉に緒方（規）が浴した。

この受賞を機に、翌1958（昭和33）年、緒方（規）は『日本恙虫病』（医歯薬出版）を刊行する。1948（昭和23）年刊行の『バージェイ細菌分類便覧』で採用された *Rickettsia tsutsugamushi* (Hayashi) Ogata が国際的に定着し、学名命名論争も今は昔となったことについて、自らの見解を以下のように綴った。

「抑も命名規約なるものは学徒間に便宜の為めに設定せられたもので、法律の如く強制さる可きものではないが、発見者と命名者とが同一人であれば文句の起こることが無いわけだが、発見者と命名者とが異なる場合には問題が起こり勝ちである。

恙虫病々原体命名問題も其の例であるが発見者の命名を尊重するのが研究者間の道義ではあるまいか。此の恙虫病々原体命名問題の将来も唯時が之れを解決する可きものと思われる」

「緒方は長与に対し命名撤回を再三再四病理学会で求めて止まなかったが、長与は黙して死んでいってしまった。緒方は相手の無き喧嘩が出来ないので、細菌学会に於て長与の直弟子たる田宮と争って見たが、らちがあかなかった。

折柄、アメリカ側でBergey の細菌書に、

Rickettsia tsutsugamushi (Hayashi) Ogata

と命名し、R. o.（筆者註・*Rickettsia orientalis*）も R. a.（同・*Rickettsia akamushi*）も之のシノニーム（同・同物異名）になってしまった。アメリカの命名で一見、緒方に凱歌が上がった観があるが、当の緒方は之れに満足せず、あくまで、

Rickettsia tsutsugamushi OGATA 1927.

を固持している。

命名規約なるものは学徒間に便宜のために設定せられたものであって、之れを第三者に強請すべき筋合のものでないから、長与輩下のものはR. o.を、緒方側のものはR. t.（同・*Rickettsia tsutsugamushi*）を使用しているが、最近のアメリカ細菌書又は医学雑誌には皆R. t.が用いられている」

1927とは1927（昭和2）年。緒方（規）がイエウサギの睾丸接種に着手し、ツツガムシ病のリケッチアを発見した年である。

これらの言葉から約40年後、分子生物学の研究の進展により、リケッチアに新たな分類が適用され、*Rickettsia tsutsugamushi* の学名も改められることになる――。

さて、1954（昭和29）年の10月に日米合同の「地方性リケッチア症研究班」が組織され、日本全国でのツツガムシ病の棲息分布調査が敢行されたわけだが、しかるべき調査報告書である『Recent Advances in Studies of Tsutsugamushi Disease in Japan（筆者註・日本におけるツツガムシ病の最新知見）』が世に出たのは1962（昭和37）年であった。

膨大な予算、労力を投じたこの調査の結果の中で、最大の注目点は、昭和30年代半ばまでに静岡、長野、福井、鳥取、島根、山口、佐賀、宮崎などの各県でもツツガムシ病の患者が発生していたことだった。

静岡を除き、各県では数年に1人か2人の発生だったが、静岡は1960（昭和35）年に10人、1961（昭和36）年に41人を記録していた。41人という数字は、同年の新潟の24人、秋田の35人を上回るものだったが、抗生物質のおかげで死亡者は出なかった。

リケッチアを保有するツツガムシを地域別に見ると、新潟、秋田、山形の各県ではおなじみの赤虫ことアカツツガムシであり、佐々が八丈小島で確認したナンヨウツツガムシ、四国の「土佐のほっぱん」の原因であるトサツツガムシなどに加え、北海道ではそれまで確認されていなかったカワムラツツガムシが確認された。

伊豆七島で七島熱を起こすタテツツガムシは山形県以南、房総半島、東海、九州の各地方に広く棲息しており、フトゲツツガムシは東北、信越、北陸、伊豆、山陰の各地方に棲息することが確認された。

これらのデータは、ツツガムシ病は新潟、秋田、山形の3県と伊豆七島、四国などの地域に限局されたものとは、もはや言えないことを意味した。

しかも、アカツツガムシは河川の流域に好んで棲息する一方、タテツツガムシ、フトゲツツガムシはほぼ全国各地、山野の至るところに分布がある。これは、高度経済成長による山野の開発や宅地造成などで、今後より広範囲で患者もツツガムシも発見される可能性を示唆した。

そこで、幼虫が主に夏に出現する、致命率の高いアカツツガムシによるツツガムシ病は「古典型ツツガムシ病」、それ以外のツツガムシによって媒介され、戦後になって医学上の問題となったツツガムシ病は「新型ツツガムシ病」と区別されることになる。

ツツガムシの成虫や若虫の脚は4対の8本であるが、幼虫は3対の6本である。

ツツガムシの幼虫は、食物を噛み砕く頭部の口器が短いために、血液は吸えず、唾液で皮膚組織を溶かして組織液を吸うことも明らかとなった。体内へのリケッチアの注入の有無にかかわらず、刺されたと思しき場所に赤い発疹が1つ生じる理由はこれと考えられた。

刺し口という患部の表現も、決して正しいものではなくなったが、刺し口、あるいはツツガムシに刺される、といった表現はツツガムシ病が発生している有毒地、研究者の間で長年にわたって定着しており、新たな表現の検討はされなかった。

新アカツツガムシに刺された場合、衣類にこすれたときの患部のチクッとする痛みのことを、新潟ではイラ、イライラと呼んでいたが、フトゲツツガムシに吸着された後は痛みらしいものを感じないということも患者からの聞き取り調査で判明した。

前述の1958年に緒方（規）が刊行した『日本恙虫病』では、ツツガムシ病において致命的となるのは解熱期の心不全である、と記されていたが、この頃になるとＤＩＣと呼ばれる播種《はしゅ》性血管内凝固症候群（disseminated intravascular coagulation の略）である、と考えられるようになった。

ＤＩＣとは、健康体であれば出血した箇所のみで起こる血液凝固の反応が、全身の至る場所で発生するもので、深刻な状態を意味する。血液循環、内臓機能に多大な影響を及ぼし、適切な診断と早期の治療を行わないと落命の危険性が高い。テトラサイクリンの投与の他に、対症療法が必要とされる。

この『Recent Advances in Studies of Tsutsugamushi Disease in Japan』が発表された１９６２年は、１月に秋田・大曲の寺邑政徳が76歳で死去。恙虫病研究所は長男・誠祐に引き継がれた。

カトー型、ギリアム型、カープ型

ツツガムシ病は、発疹チフスやロッキー山紅斑熱などと同じリケッチア科の一種である *Rickettsia orientalis*（リケッチア・オリエンタリース）が病原体だが、この病原体は他の生物に寄生する際、細胞外では増殖できず細胞内のみで増殖する偏性細胞寄生性の微生物であることが戦後間もないアメリカでの研究によって突き止められていた。

同時に、病原体は *Rickettsia orientalis* とひとくくりにされるものの、死亡率が高い、低いの差は血清型に由来している、ということも判明した。

血清型とは、病原体を接種して得られる免疫血清の違いに基づいた分類である。ビルマで得たリケッチアからギリアム型が、ニューギニアで得たリケッチアからカープ型がそれぞれ分離されていた。いずれも発見者である医学者のGilliam、Karpの名前が冠せられた。*Rickettsia orientalis* はギリアム型、カープ型の2種類に大別され、ギリアム型の方が毒性は強く、カープ型には強毒性と弱毒性がある、と考えられた。

国立予防衛生研究所の宍戸亮《あきら》は、1962（昭和37）年にツツガムシ病で死亡した新潟県の15歳の加藤という名の少年の血液からギリアム型、カープ型に次ぐ新たな血清型を見出し、カトー型（Kato型）と名付けた。

カトー型が登録され、ギリアム型、カープ型との詳細な比較が行われた結果、カトー型はギリアム型と同様にほとんどが強毒性であることが明らかとなった。

カトー型はアカツツガムシが媒介する古典型のリケッチアで顕著に見られ、ギリアム型、カープ型はフトゲツツガムシが媒介する新型のリケッチアで顕著に見られることもわかった。

新潟、秋田、山形の流行地にはフトゲツツガムシも分布しており、これらを調べたところ、3種類の株の存在が確定した。

戦時中、連合国軍の兵士の多くがアジア・太平洋地域でツツガムシ病に罹患した際、地域によって死亡率の高低差があったが、低いものについてはカープ型の弱毒株に由来するものだったと考察することもできるだろう。

日本全国で感染例の報告

1965（昭和40）年から1974（昭和49）年の昭和40年代、日本におけるツツガムシ病の届け出は、新潟県と秋田県を合わせて年間5人前後、山形県では1966（昭和41）年の1人のみであった。

患者数の激減で赤虫に悩まされた新潟、秋田、山形の3県の夏も今は昔、となった趣もあり、「ツツガムシ病の研究も一区切りか」と思われたが、そうはならなかった。

1975（昭和50）年からの昭和50年代になって、患者は激増する。

1975年は全国で患者の届け出は2県で12人、1976（昭和51）年は5県で37人、1977（昭和52）年は7県60人、1978（昭和53）年は9県75人、1979（昭和54）年は8県105人、1980（昭和55）年は12県221人、1981（昭和56）年は14県427人、1982（昭和57）年は21県507人、1983（昭和58）年は20県672人、1984（昭和59）年は28県948人と右肩上がりで増え、これまでに報告されていなかった県からも報告された。患者発生数における割合では、鹿児島県が25％から50％超と最も多かった。

戦後、新潟、秋田、山形の3県でツツガムシ病の患者が激減したのは、大幅な河川改修、堤防工事、さらには農薬の使用などにより赤虫が減ったからだ、と考えられていた。

一方、全国的に患者が見られるようになったのは、従来、人が出入りしていなかった土地や森林の開発によって、ツツガムシの幼虫が人間と接触する機会が多くなった上、かつては徹底的に使われた農薬についても低濃度、低量の傾向となったからではないか、と考えられた。
ツツガムシ病について、医学生時代に講義で学習していても、実際の患者は初めて診察するという医師も多く、診断に手間がかかり、患者が亡くなった後にツツガムシ病と診断される、といったケースも現れた。あるいは、患者も家族も風邪と考えていて、重体となってから病院に担ぎ込まれてツツガムシ病と診断されたが、迅速な治療が施され、九死に一生を得たというケースも報告された。

九州地方ではタテツツガムシによる感染が多く、本州ではタテツツガムシかフトゲツツガムシによる感染が多く見られた。ツツガムシ病は全国区の感染症として医療上の重要課題となったが、不思議なのは、北海道や沖縄県にもツツガムシの分布は確認されているにもかかわらず、どちらからもツツガムシ病の患者の報告例がまだないことだった。

四国ではトサツツガムシが媒介する高知県の「土佐のほっぱん」、香川の馬宿病は、1980年頃より報告がなくなり、タテツツガムシ、フトゲツツガムシが媒介する、症状の軽いツツガムシ病が現れるようになった。

また、1984年には *Rickettsia japonica* というリケッチアが媒介する日本紅斑熱の存在が徳島県阿南市の開業医である馬原《まはら》文彦によって明らかになった。キチマダニ、フタトゲチマダニなどのマダニが媒介する新たな感染症であった。

日本紅斑熱は、2日から8日の潜伏期を経て、頭痛、倦怠感を伴い、40度前後の発熱と手足、掌、顔面の紅斑が見られるのが特徴で、登山、ハイキング、山野への立ち入りなどの際に感染し、発症に至る。ツツガムシ病と同じく、テトラサイクリン系の抗生物質の投与と高熱からくる脱水症への対策を行えば、重症化は避けられるものとされた。

北海道では、ツツガムシ病の患者の発生はないが、ライム病が見られるようになっていた。ライム病は、1970年代にアメリカのコネティカット州のライムという町で子どもたちに集団発生した病気で、1982年に原因となる細菌が特定された。ボレリアという細菌に起因する。

寒冷地の山野に棲息するマダニが媒介し、かゆみのない紅斑が広がり、発熱、筋肉痛や関節痛が生じる。日本では、北海道から中部地方にかけて発生が見られるが、本州では山岳地帯に多く、シュルツェマダニが媒介する。このダニは、野外ではシカ、家庭では飼育される犬などに好んで寄生している。こちらもテトラサイクリン系などの抗生物質の投与で治癒する。

ツツガムシは幼虫のみが刺し、2日ほど組織液を吸って、満腹すると離れる。ツツガムシ幼虫と同じく、人間やネズミなどの呼気の炭酸ガスを感知し、吸着のチャンスを狙うマダニは幼虫、若虫、成虫のすべてが刺し、数日から10日以上にわたり、口先を差し込んで満腹するまで吸血する。吸血中はまったく気づかない場合も多い。入浴で洗い落とせるような単純な食いつき方ではないのだ。

マダニの生息の確認、採集には「旗ずり法」が用いられる。50センチ四方、あるいは一回り小さいフランネルの布の端を棒に取り付けて旗のようにし、草むらを引きずると、マダニが生地に引っ掛かる。ツツガムシの幼虫も同様の方法で確認、採集は可能で、黒いフランネル布が使われることが多い。体色は濃淡の差はあれ、橙赤色ゆえ、黒地は視覚的に確認しやすい。

ツツガムシ病に関しては、昭和60年代は、１９８５（昭和60）年の全国での届け出は33県で８８５人、１９８６（昭和61）年は34県７６１人、１９８７（昭和62）年は33県８０２人、１９８８（昭和63）年は33県６０８人となっていた。

新潟、秋田、山形の３県では、見渡す限りという形容も大袈裟ではないほどおびただしく葦が繁っていた有毒地も整地され、河川改修によってコンクリート堤防が築かれ、野球、サッカー、ゴルフなどを楽しむ運動場となり、また危機管理対策の一環としてヘリポートが造られるなどして、河原でツツガムシ病に罹患する可能性は低くなっていた。

ただし、これら3県では初夏、夏の季節の啓蒙に力を入れることが忘れられることはなかった。花火大会など一時的にでも河川敷に多くの人が集まる場合、会場、河川敷の駐車場では雑草を刈った後に地面を焼き払う、薬剤散布で地面を消毒する、立ち入り禁止区域を設けるなどの対策を徹底して、被害防止を期した。

その上で、河川敷は広範囲に及ぶため、自治体と大会主催者は来場者に、虫除けスプレーやクリームを塗布して来場すること、休息時に草むらに座る、横になるなどは避けて裸地を選ぶこと、帰宅後は万一のツツガムシの付着を考え、衣類を早めに脱ぎ、風呂やシャワーを浴び、さらに脱いだ服は放置せず、早々に洗濯をすることなどを呼びかけた。

もし、１週間や10日後ぐらいに頭痛や発熱、さらに水疱やかさぶたが見られる場合はツツガムシ病を疑い、医療機関に行くことを地元紙や広報誌などのメディアを通じて広報している。

とりわけ、ツツガムシ病に苦しめられた新潟の長岡、秋田の大曲における花火大会は全国的な知名度と人気を誇っており、市外、県外からの観覧者への周知も徹底しなければならない。しかし、これら3県を除けば、ツツガムシ病の恐ろしさの自覚はなかなか持てない。

この温度差は、農村地帯に祠、石碑、地蔵の残る歴史とそうでない歴史の差、とも言えるものだろう。

第5章

平成時代

科学と感染症

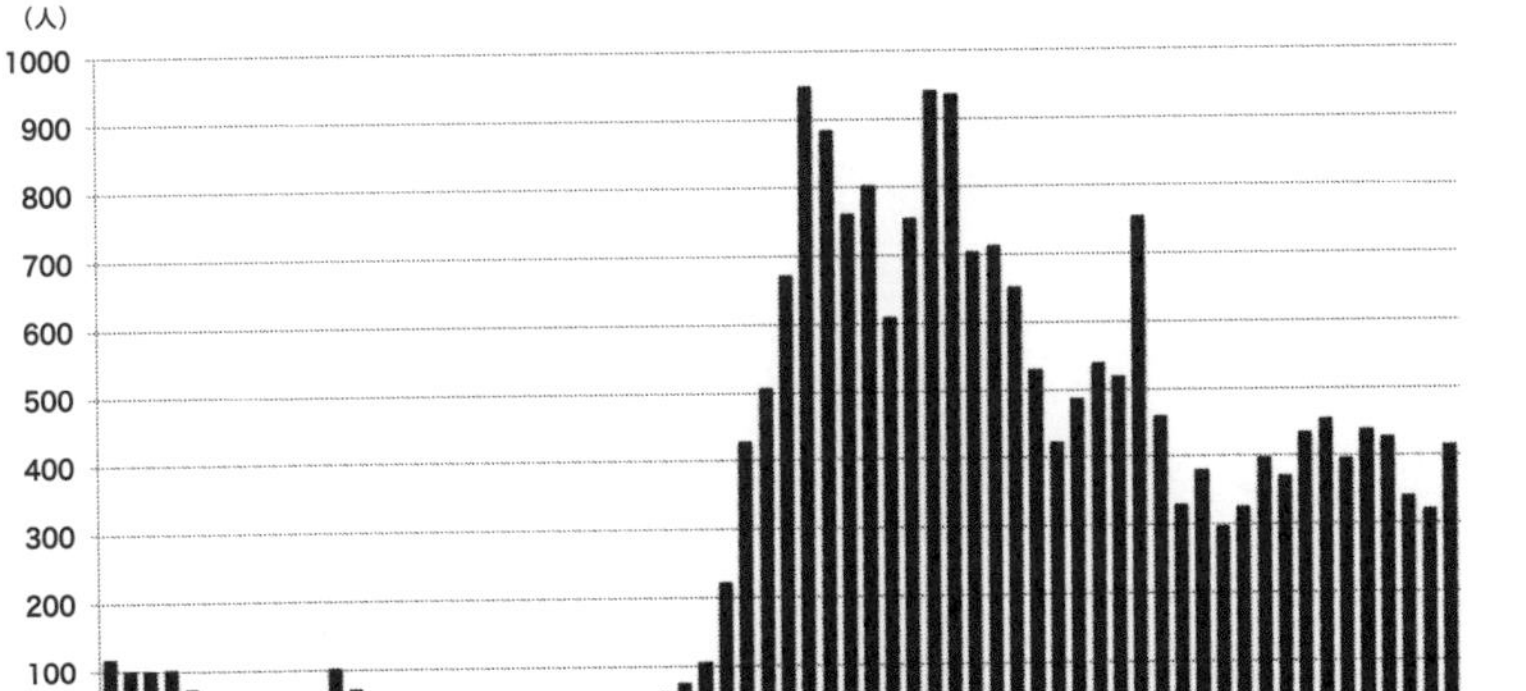

1950(昭和25)〜2015(平成27)年のツツガムシ病患者数の推移

(厚生労働省衛生統計および
国立感染症研究所感染症発生動向調査より)

早期診断法の確立

かつては新潟、秋田、山形の3県の夏季だけに発生が限られていたツツガムシ病も、昭和末期には全国規模で見られる感染症の一種となった。その一方で、ツツガムシ病の基礎研究は着実に行われ、昭和から平成に時代が移る頃には、画期的な成果が知られるに至った。

川村麟也の三男である川村明義は、東大伝染病研究所でリケッチアを研究し、同研究所が1967（昭和42）年に東京大学医科学研究所と改められてからも研究に邁進した。

川村が専門としたのは、血清を用いたツツガムシ病リケッチアの早期の確定診断法である免疫蛍光法である。1989（平成元）年に「免疫蛍光法の確立と普及」により、第33回野口英世記念医学賞を受賞した。ちなみに第1回の受賞は緒方規雄であったのは既述の通りである。

従来、ツツガムシ病の確定診断と言えば、刺し口の有無だったが、太平洋戦争の時代、連合国の間でワイル・フェリックス反応が用いられ、日本でも戦後に用いられるようになった。

しかし、実際には感染していながら、陰性と示される場合も少なからずあったため、より精度の高い診断法が求められており、この免疫蛍光法はそれを実現させたのだった。

毒性の強いカトー（Kato）、ギリアム（Gilliam）、カープ（Karp）の3株を代表とする3標準型に加えて、これらの型に一致しない株の存在の検討も行われた。

日本では1982（昭和57）年に宮崎県からイリエ（入江　Irie）とヒラノ（平野　Hirano）、1984（昭和59）年に新潟県からシモコシ（霜越　Shimokoshi）、1986（昭和61）年に宮崎県からカワサキ（川崎　Kawasaki）および1989年にクロキ（黒木　Kuroki）の順に新血清型を代表する株の分離が続いた。これらはいずれも死亡率の低い新型の株として分離されていた。その後の研究により、イリエとカワサキ、ヒラノとクロキは型同一性が証明された。

カトー型は、古典型ツツガムシ病のアカツツガムシが夏に媒介する。ギリアム型かカープ型のいずれかを新型ツツガムシ病としてフトゲツツガムシが春、一部には秋に媒介する。イリエ／カワサキ型か、ヒラノ／クロキ型のいずれかをタテツツガムシが秋から冬に媒介する。シモコシ型はヒゲツツガムシが春、一部は秋に媒介する。このように、日本のツツガムシ病の血清型と媒介ツツガムシがほぼ特定された。

このデータを生かして、ツツガムシ病の病原診断として血液中の抗体を検査する方法が確立された。6血清型のリケッチアに対してツツガムシ病患者の血清中に産生される抗体であるIg（免疫グロブリン　Immunoglobulin）を調べる方法だ。

Igは構造、免疫学的性状の違いにより5種類存在するが、抗体検査の対象となるのが、IgM（免疫グロブリンM　Immunoglobulin M）、IgG（免疫グロブリンG　Immunoglobulin G）である。

ツツガムシ病リケッチアに感染した場合、潜伏期を経て発熱が現れる発病日から1日、2日は

IgMもIgGも現れないが、3、4日となるとIgMが現れ、10日から14日でピークとなって、その後、徐々に右肩下がりとなり、数ヵ月から1年余で消失する。

IgGは発病から1週間ほどで現れ、IgMと共に増え、3週間ほどでピークとなった後、減少するが、IgMに比して下降は緩やかで、10年後でもIgGは確認できる。

これらの抗体の有無を確認するには、抗原となる各リケッチア株に検体（血清）を一定時間反応させ、次いで蛍光色素で標識された検出用抗体を同様に反応させて、抗体の存在の有無を蛍光顕微鏡で調べる。抗体が存在すれば、蛍光を発したリケッチア粒子が顕微鏡下に観察できる。

これによってIgMやIgGの存在がわかれば、原因のリケッチアを特定でき、診断が確定され、早期の治療に移ることができるのだ。

これが蛍光免疫法であり、2時間以内に診断がつく。重篤となる可能性の高いカトー、ギリアム、カープの3種類については健康保険も適用される。製薬会社からカトー、ギリアム、カープのリケッチア株をそれぞれ塗抹固定した検査キットも販売されるに至った。

実際には、ツツガムシ病が疑われると特異検査への準備段階で、検査結果を待つことなく治療薬の投与が行われることが多い。検体の検査機関への輸送には遠隔地の場合、数日を要し、結果の連絡を待っていては手遅れとなることもあるからだ。この確定診断は回復後でも可能である。

ちなみに免疫蛍光法を支える蛍光顕微鏡は一般的にはなじみは薄いが、アルツハイマー病やパーキンソン病といった難病用の新薬開発など、生命化学一般の研究にも大きく貢献し、そのしくみを開発したアメリカの研究者2人、ドイツの研究者1人には2014（平成26）年のノーベル化学賞が与えられた。

一方、免疫蛍光法に並ぶ、もうひとつの早期確定診断を軌道に乗せたのは秋田大学の医学部である。ツツガムシ病に悩まされてきた秋田県において、秋田大学に医学部が設けられたのは1970（昭和45）年だった。

1970年代は、秋田県におけるツツガムシ病の患者は年間で多くても5人、発生のない年もあったが、秋田大学医学部微生物学教室教授の須藤恒久の研究グループは秋田県の重要な風土病への対策として治療薬の確保をはじめ、県庁や県下の医師会と連絡を取り合って対策を怠らず、1980（昭和55）年には免疫ペルオキシダーゼ法を開発した。

まず免疫蛍光法と同様に、各リケッチア株と検体との反応性を調べる方法だが、違いはIgMやIgGの検出用抗体が蛍光色素ではなくペルオキシダーゼという酵素によって標識されていることである。その上で、検出用抗体に結合させてある酵素をプレパラート上で呈色反応によって発色させ、その様子を光学顕微鏡で観察する。

検体が陽性の場合は、ツツガムシ病リケッチアは褐色に染まるが、陰性の場合は何も起こらない。患者血清中の抗体の有無は、1時間半ほどで容易に確定できる。

須藤は1987年（昭和62年）に「恙虫病の早期診断法・特に酵素抗体法の開発」で第23回小島三郎記念文化賞を受賞した。小島三郎は元国立予防衛生研究所長で、1965年（昭和40年）に創設の同賞は病原微生物学、感染症学、公衆衛生学で顕著な業績を上げた者に贈呈されている。

折しも、1980年代には報告される患者数が全国で500人を優に超える中、二つの早期診断法は確定診断として普及する。どちらの方法でも、IgMの方がIgGよりも多ければ発病初期のツツガムシ病、その逆であれば、発病から日数を経過したツツガムシ病と診断され、治療の方針が立てられるわけである。ただし、過去に一度でもツツガムシ病に罹患し、再度、罹患して軽度の発病をした場合は、発病初期でもIgGの値が高くなる一方、IgMはあまり見られない、あるいはまったく見られない傾向がある。

また、血液中や刺し口部位皮膚片のリケッチアDNAを、抽出・増幅することで検出するPCR（ポリメラーゼ連鎖反応　polymerase chain reaction）検査の手法も開発・実用化され、その威力を発揮している。

医療技術の進化による恩恵はあれども、診断においては、山野や河原など野外に出かけた機会はなかったか、刺し口が体のどこかにないかを確かめる従来からの問診も重要であることに変わりなかった。

有毒の家系と無毒の家系

南北に長い日本列島の全国各地で発生が認められるようになったことで、ツツガムシ病は新潟、秋田、山形の3県の夏の風土病から、一年を通じてどこにでも発生する恐れのある感染症へと変貌を遂げた。患者の発生数を月別にグラフ化すると、5月、6月と11月、12月に多くの患者が集中する二峰性が見られるが、11月、12月は5月、6月の倍以上と群を抜く。

地域別で考察すると、関東から九州にかけての温暖な地域では秋から初冬の9月から12月にかけて患者の発生が集中する。これは9月から10月にかけて生まれてくるタテツツガムシの幼虫に起因するもの、と考えられた。冬季は低温と積雪が顕著な東北地方や信越地方に、また北陸地方では春から初夏の4月から6月に患者の発生が集中する。信越地方には新潟県も含まれるが、ここではアカツツガムシの発生は見られなくなった代わりに、10月から11月にフトゲツツガムシの幼虫の発生が多く、越冬して春から初夏に活動していると推測された。

赤虫と呼ばれたアカツツガムシの幼虫はかつての流行地でも調査で見つけられる機会は限られるようになり、「開発や土地の改良整備などで激減、あるいは絶滅したのではないか」と考えられるようになった。

ツツガムシは世界で約２０００種類ほど確認され、日本産は１２０種を超えるとされる。人間に脅威を与えるツツガムシ病を媒介するツツガムシは、約２０００種のうちの10種類ほどとされている。日本ではアカツツガムシ、フトゲツツガムシ、タテツツガムシ、東南アジアや南アジアではデリーツツガムシなどがあり、分布の地域差、個体差はあるが、病原微生物のリケッチアの保有率になると、多いものでは5～10％、少なければ０・１％で、病原体を保有しないツツガムシの方が圧倒的に多いことが知られるようになった。

では、有毒、無毒の差はどこに由来するのか？

研究者が関心を持つこの問いの解答は、研究室での地道な観察により明らかにされたのだが、その観察の前提として、ツツガムシの生活史が改めて詳細に検証されたことが大きかった。

ツツガムシは卵→幼虫→若虫→成虫という生活史を持っている。

土の中に卵が産みつけられ、孵化して幼虫となり、地上に出る。ツツガムシの幼虫は赤虫に代表されるように、体長0・2ミリから0・3ミリの大きさであることは既述の通りだが、地表を這い回っている間に、人や野ネズミ、鳥類の呼吸に含まれる炭酸ガスを感知して、生涯で一度だけこれらの脊椎動物の体表にたかり、皮膚を通じて細胞の組織液を吸う。

吸着の時間は3日以内、唾液に含まれたリケッチアが人間やネズミなどに移行するには最低でも6時間必要だと考えられた。

腹いっぱい組織液を吸った幼虫は満腹幼虫と呼ばれ、再び地面に落ちて、休眠のために土に潜り、土の中で成虫となる。体長1ミリほどの成虫となった後は、地中を這い回り、小昆虫類などの土壌動物やそれらの卵などを餌にして生き、卵を産む。

休眠した後に成虫となるには、幼虫のときに動物の組織液を吸うことが必要不可欠な条件である。人間にとってツツガムシが脅威となるのは幼虫期だけであり、成虫自体は危険性がない。

ツツガムシ病を発病するのは、リケッチアを保有しているツツガムシの幼虫に吸着された場合のみである。リケッチアを保有していない幼虫に吸着された場合にも、刺された箇所に小さく盛り上がった赤い発疹が1つできるが、単なる虫刺されで終わり、刺し口はもちろんできず、ツツガムシ病の発病はない。

諸々の研究と観察により、リケッチアは卵を介して親から伝播する、しかも代々、卵を介して伝播することが判明した。つまり、有毒の家系と無毒の家系があることが確定したのだ。

人間の大人を簡単に殺す威力を持つリケッチアながら、ツツガムシの成虫や幼虫はリケッチアを保有していても、自らの身体に何ら影響はなく、健康そのものである。地中、地表を徘徊し、リケッチアを保有しない成虫や幼虫と外見上の変化もない。

詳細を言えば、病原体を先祖代々、受け継いできたツツガムシのメスの成虫は、次世代の卵に産卵を通じて病原体を伝達し、病原体は満腹幼虫、若虫、成虫という発育期を経て、卵へと伝播し、さらに次世代へ、と継続されてゆくのである。

病原体を有しないツツガムシに餌を通じて病原体を食べさせてみる、あるいは特殊な機器を用いて病原体を接種して後天的に病原体を獲得させる、といった実験も行われたが、結果、生まれてくる卵、幼虫もすべて無毒であることがわかったのだった。

学名の変更

ツツガムシの研究史において、病原体のリケッチアに対する学名命名論争は騒動の趣も呈した。

1930（昭和5）年に東大伝染病研究所の長与又郎が発表した *Rickettsia orientalis*（リケッチア・オリエンタリース）に対して、先に病原体を確認していた千葉医科大学の緒方規雄は、翌1931（昭和6）年に *Rickettsia tsutsugamushi*（リケッチア・ツツガムシ）と命名し、学会や論文で長与に撤回を迫った。

しかし、戦後の1948（昭和23）年に刊行された『バージェイ細菌分類便覧』で *Rickettsia*

tsutsugamushi (Hayashi) Ogata と記載された。これが国際的に定着し、学名の命名論争には一区切り付いた格好となった。

1920（大正9）年に県立愛知医大の林直助が *Theileria tsutsugamushi* と命名したものを、緒方が1931年に *Theileria* の属名から *Rickettsia* の属名に変更したことを意味していた。

病原体の第一発見者であることを自任する緒方（規）が、この学名にも強い不満を持っていたのは、既に紹介した1958（昭和33）年の著書『日本恙虫病』からも窺える。緒方（規）は1970（昭和45）年2月6日に、83歳で没した。

遺伝子レベルで生物を考証する分子生物学が発展し、リケッチアの研究においてもそうした面からのアプローチが行われた。*Rickettsia tsutsugamushi* ことツツガムシ病リケッチアは確かにリケッチアの仲間ではあるが、細胞構造や遺伝子構造の解析結果から、発疹チフスや紅斑熱をもたらすリケッチアとは同属とせず、新しい属として独立させるべき、という研究報告がなされた。

新潟薬科大学の微生物学教室の多村憲《あきら》らの研究によるもので、1995（平成7）年に *Orientia tsutsugamushi*（オリエンチア・ツツガムシ）と改名が提唱され、世界の研究者に異論なく周知された。ツツガムシ病のリケッチアは *Orientia* 属、発疹チフスや紅斑熱のリケッチアは *Rickettsia* 属となった。細胞の形態ひとつをとっても、細胞壁の外側を覆う被膜状の構造物である莢《きょう》膜が *Orientia* 属にはなく、*Rickettsia* 属にはある。*Orientia* 属の細胞壁は外層が内層よりも密で、細胞壁を構成する高分子化合物のペプチドグリカンとリポ多糖を欠くが、*Rickettsia* 属は内層が外層よりも密でペプチドグリカンとリポ多糖が存在していることなどが見出せたのであった。

また、地球規模の分布では、*Orientia* 属は北半球、それもアジア地域に限局して見られ、*Rickettsia* 属は全世界で見られることも相違点であった。

Rickettsia 属を新たに設けた上での新学名は、*Rickettsia orientalis* と *Rickettsia tsutsugamushi* を相半ばさせ、くしくも長与と緒方（規）に敬意を表するものとなった。

ただし、どのようにしてツツガムシがリケッチアという病原体を保有するようになったか、という根源的な問題は21世紀の現在もわかってはいない。

感染症法の制定の中で

平成時代に入ってからの全国におけるツツガムシ病患者の届け出数は、以下の通りだった。

1989（平成元）年は32県754人、1990（平成2）年は38県941人、1991（平成3）年は34県937人、1992（平成4）年は35県704人、1993（平成5）年は38県712人、1994（平成6）年は35県652人、1995（平成7）年は37県529人、1996（平成8）年は34県423人、1997（平成9）年は35県487人、1998（平成10）年は35県538人だった。

1950（昭和25）年には伝染病予防法の一環として、ツツガムシ病の患者が発生した場合、各自治体は患者の発生を国に届け出るようになったが、1998年10月2日に感染症法が制定され、伝染病予防法は1999（平成11）年4月1日に廃止された。同日に半年間の周知期間を経た新たな感染症法が施行された。伝染病予防法の内容は発展的に、感染症法へ引き継がれ、患者全員を報告する届け出制は今日でも継続されている。

毎年5人以下だが、死亡例も報告され、今もって生命を脅かす感染症であることは変わらない。キャンプをはじめキノコ採り、山菜採り、山登り、トレッキングなどのアウトドア活動をする機会が多くなったのも感染の一因である。

診断さえつけばテトラサイクリン系の抗菌薬の投与で容易に治癒するが、医師の診断が遅れたり、患者が風邪と思い込むことなどで手遅れとなり、死亡する可能性は今日でもある。存在を知らなければ命取り、風邪やインフルエンザなどと診断されたら本当に落命する可能性も高い。

1995年7月の岩手県での事例はそれに該当する。7月中旬に発病した男性の患者は、ひどい風邪という診断で入院していたが、改善の兆しがないため、発病から7日後に違う病院に転院したが、翌日に死亡した。転院先で検査の結果、ツツガムシ病と診断されたのは亡くなる直前だった。岩手県でのツツガムシ病による死亡者は、1985（昭和60）年以来であったが、発病から数日の間に診断がついていたら、と悔やまれる例であった。このように診断不明のまま、死亡している例は相当数はあるのでは、と考えられてもいる。

感染症法施行後の全国のツツガムシ病患者の届け出数は、1999年から2012（平成24）年までは、最高は2000（平成12）年の36県754人、最低は2004（平成16）年の35県296人で、2013（平成25）年は35県から339人、2014（平成26）年は37県317人、2015（平成27）年は36県415人が報告された。

ツツガムシ病患者数と死亡者数（1988〜2014年）

	患者数	死亡者数	都道府県名
1988（昭和63）年	608	3	秋田、山形、岐阜
1989（平成元）年	754	0	
1990（平成２）年	941	3	埼玉、京都、鹿児島
1991（平成３）年	937	1	長野
1992（平成４）年	704	4	秋田（2）、福島、群馬
1993（平成５）年	712	5	青森、秋田、鹿児島（2）、島根
1994（平成６）年	652	4	山形、東京、京都、鹿児島
1995（平成７）年	529	3	岩手、神奈川、鳥取
1996（平成８）年	423	1	秋田
1997（平成９）年	487	4	青森（2）、秋田（2）
1998（平成10）年	538	2	秋田、福島
1999（平成11）年	519	3	青森、京都、鹿児島
2000（平成12）年	754	2	島根、青森
2001（平成13）年	460	2	山形、新潟
2002（平成14）年	329	3	青森、岩手、東京
2003（平成15）年	380	1	新潟
2004（平成16）年	296	1	京都
2005（平成17）年	325	3	福島、島根、新潟
2006（平成18）年	397	2	青森、福島
2007（平成19）年	370	3	山形、千葉、鹿児島
2008（平成20）年	434	1	福島
2009（平成21）年	455	3	福島、長崎、鳥取
2010（平成22）年	396	4	岩手、新潟、栃木、群馬
2011（平成23）年	438	3	青森（2）、新潟
2012（平成24）年	428	3	岩手、島根、宮崎
2013（平成25）年	339	1	秋田
2014（平成26）年	317	1	宮城

総務局統計局および角坂照貴氏（愛知医科大学医学部感染・免疫学講座講師）資料より作成

2008（平成20）年には初めて沖縄県から報告があった。2015年までに11人の患者が報告され、デリーツツガムシによるものと推測された。2013年には、秋田県で15年ぶりの死亡者が出た。

ツツガムシ病は日本のみならず、アジアの中国や台湾、東南アジアのマレーシア、インドネシア、オーストラリアや南太平洋の島々にも存在していることから、海外渡航者が帰国してから潜伏期を経て発症する輸入感染症としても重要な位置づけにある。

感染症は多くの人の生命を奪い、社会生活を大きく混乱させる脅威を持つ。

2003（平成15）年に世界を震撼させたSARS（重症急性呼吸器症候群）、2009（平成21）年に世界各地で感染者が現れた豚インフルエンザ、2013年に中国で死者を出した鳥インフルエンザ、2013年12月からは西アフリカのリベリア、シエラレオネ、ギニアの3ヵ国でエボラ出血熱が猛威を振るい、2016（平成28）年1月のWHO（世界保健機関）の終息宣言まで2万8000人を超える患者を出し、死亡者は約1万3000人だった。

エボラ出血熱、豚インフルエンザおよび鳥インフルエンザの強毒化による新型インフルエンザなど、多くの人々に感染する可能性のある危険な感染症への警戒、対策は震災や津波、火山の噴火、原発事故への備えにも匹敵する危機管理の要諦でもある。

感染症において、古今東西、最も多くの死亡者を出しているのは蚊が媒介するマラリアである。現在の日本に土着のマラリアはないものの、マラリアは世界196ヵ国のうち106ヵ国で流行が見られ、世界の人口の約4割に相当する24億人にとって公衆衛生上の大問題である。WHOは、年間で死亡者は約66万人と報告している。人類史上最も多くの死亡者を出している最悪の病気、としてギネスブックにも記載されている。

感染症を含めて病気は医師の診断を受けて初めて病名が付き、適切な治療が行われることになる。感染症の多くは潜伏期を経て、発熱や悪寒、頭痛などの感冒症状を伴うことが多い。感冒症状とは、風邪の症状と考えればわかりやすい。目の前の患者の初期症状から「マラリアだ」「SARSだ」と即時に診断できるかというと、これはなかなか容易ではないというのが医師たちの本音であるようだ。

海外への渡航の有無、最近の生活などを聞き、推測する。医師によっては、海外への渡航の有無に触れず、疲労や季節の変わり目によって体調を崩しての風邪と診断して、風邪の治療薬を処方してしまう場合もないとは言い切れない。

採血して、対象となる病原体のDNAを精査して、病名の確定診断を行うPCR検査は専門機関に依頼して数日間を要する検査法だ。その感染症が持つ典型的な症状が現れるまで、病名がつかない場合もある。病名がついたときに、患者が医師の前にいれば、治療へと進めるが、風邪など診断されたまま、生命の危機に直結する可能性もあり得る。

危険なのは、自分が何の感染症に罹患したかがわからないことだろう。逆に考えれば、どんな感染症なのかがわかっている、または推測できれば、生命の危機が回避できる可能性は十分にある、ということだ。

新たなダニの脅威

ツツガムシはダニの仲間であるが、今日の日本でダニと言えば、ツツガムシ病ではなく、ダニ媒介ウイルス性疾患の深刻化が懸念されている。厚生労働省は、２０１３（平成25）年1月30日、中国で２００９（平成21）年頃より発生していた「重症熱性血小板減少症候群（ＳＦＴＳ severe fever with thrombocytopenia syndrome）」に感染した山口県の成人女性が２０１２（平成24）年の秋に死亡、日本国内での初めての症例となった、と発表した。

この患者は海外渡航歴がないことから、日本国内で感染したと考えられた。国立感染症研究所によると、患者には発熱や嘔吐、血小板の減少が見られ、発症から1週間で死亡したという。

ダニの咬み痕は患者の体から確認されなかったが、血液からＳＦＴＳウイルスの遺伝子が見つかった。遺伝子の配列が、これまで中国で報告されているものとわずかに異なっていることから、日本にもＳＦＴＳウイルスが従来から土着している可能性が示唆されたのだった。このときまでに、中国では7省で約１７０例が報告され、死亡率は12％ほどとなっていた。

中国のＳＦＴＳウイルスは、マダニの仲間から見つかっている。ウイルスを保有しているマダニに咬まれることで感染する。ＳＦＴＳに感染すると6日～2週間の潜伏期を経て、発熱や嘔吐、下痢、頭痛、筋肉痛、痙攣、リンパ節腫脹などの症状が現れ、血液中の白血球や血小板が減少し、免疫機能も急激に低下することが判明した。

マダニが媒介する感染症には、他に日本紅斑熱やライム病もあり、これらにはツツガムシ病の治療薬でも用いられるテトラサイクリン系などの抗生物質の投薬が有効だが、ＳＦＴＳには有効な治療薬やワクチンは現在までなく、医師による対症療法のみが有効である。

マダニは日本に47種類棲息し、全国的に分布している。吸血前の大きさは２〜４ミリで、主に森林や草地等の屋外や野山に棲息しており、死亡した山口県の患者はマダニの一種に咬まれて感染したのではないか、と推測された。

厚生労働省は、この病気の流行期はダニの活動が活発化する春から秋で、秋の遠足やキノコ採りといったアウトドア活動や農作業などダニが棲息していると思われる場所に入る場合は、長袖の服、長ズボン、靴下、足を完全に覆う靴を着用し、帽子をかぶったり、タオルを首に巻くなどして肌の露出を少なくして、ダニに咬まれないように自衛策を求めた。帰宅後は服を着替え、早めにシャワーを浴びるか入浴を、とも呼びかけている。

また、「マダニに咬まれたら無理にいじらず、皮膚科を受診して欲しい」と注意を喚起しているが、これは、皮膚に食いついたマダニを無理に取ろうとすると、ウイルスなどを含んだ体液が逆に皮膚内に注入される恐れがあるからだ。

厚生労働省が各都道府県に対して、ＳＦＴＳウイルス感染者に類似の患者を把握した場合、情報提供するように要請すると、九州や四国、中国地方を中心に全国各地から遡っての報告がなされた。

２０１６（平成28）年３月30日までに、国内では１７２人が感染し、このうち46人が死亡した、と国立感染症研究所は報告している。

ＳＦＴＳは、すべてがマダニの媒介で発症するのではなく、中国では感染者の血液、体液、排泄物との接触からの感染も報告されている。

広く世界に目を向けると、エボラ出血熱、マールブルグ病、ラッサ熱と共にウイルス性出血熱ＶＨＦ（viral hemorrhagic fever）のひとつであるクリミア・コンゴ出血熱は、マダニがウイルスを媒介し、マダガスカルを含めたアフリカ全域から東ヨーロッパ、中近東、中央アジア諸国、中国西部の新疆ウイグル自治区と広く分布している。

「つつがなき」「つつがなく」は変わらず

医学部で用いられる感染症の教科書では、ツツガムシ病は新潟、秋田、山形の３県でアカツツガムシが媒介し、夏に患者が発生する強毒型の古典型ツツガムシ病と、タテツツガムシ、フトゲツツガムシなどにより秋から患者の発生が見られる新型ツツガムシ病に分かれると記載され、古典型ツツガムシ病は現在ではほとんど見られない、といった記述が一般的となっている。

古典型ツツガムシ病は現在ではほとんど見られないというのは、媒介する赤虫、ケダニと呼ばれたアカツツガムシを野外での観察で認める機会はまずなく、患者の報告についても１９９３（平成５）年に秋田県で38人のツツガムシ病患者が発生し、そのうちの１人がアカツツガムシによるものと診断され、それ以後、アカツツガムシ由来の報告例は途絶えたからであった。

「アカツツガムシは棲息地の変化により、もはや絶滅に瀕しているか、絶滅したのでは？」と考える研究者もいた。

21世紀に入って年間300人台から400人台の範囲で発生するツツガムシ病の中で、アカツツガムシ由来は1人出るか出ないかであり、そう考えるのも当然だろう。古典型ツツガムシ病に苦しめられてきた新潟、秋田、山形の3県でも、報告されるツツガムシ病はフトゲツツガムシが媒介する新型ツツガムシ病が主となっていた。

しかし、2008（平成20）年の夏、秋田県において15年ぶりに1人がアカツツガムシによる感染と確認され、2010（平成22）年の夏にもアカツツガムシによる患者が1人、確認された。どちらも、雄物川に釣りに出かけた後、体調に異変を感じたのだった。

秋田市にある秋田県健康環境センターは2009（平成21）年より、湯沢市横堀から大仙市刈和野の雄物川の流域約70キロ、42ヵ所の河川敷で棲息状況調査を開始し、2014（平成26）年8月上旬、湯沢市三関から大仙市北楢岡にかけての約50キロ、24ヵ所でアカツツガムシが現在も棲息しており、増水時に水につかる地点でも棲息が確認された、と発表した。

河川敷での農作業や釣り、スポーツなどの活動後、体調に変化を感じた場合はすぐに医療機関へ、大曲花火大会の観覧者は虫よけスプレーを用いるなどの対策を、とメディアを通じて県民に啓蒙した。

新潟県の信濃川や阿賀野川、山形県の最上川の各流域でも、アカツツガムシの棲息の可能性が示唆されたのだった。

新潟、秋田、山形の各県のかつての流行地の風景は、農村地から宅地や郊外型の店舗などへ大きく変容したが、今も大小さまざまな古い祠、石碑、地蔵が所々に残っているのを目に留めることができる。

かつてツツガムシ病に苦しめられた人々が、無病息災を祈願して建立したものだった。

科学の力が及ばなかった往時、どれほど住民がツツガムシ病を恐れたかを静かに今に伝える遺産である。

往時に比して、現代では患者の発生数は減少し、診断法、治療薬も確立されたことで、死亡率は確かに下がったが、人間に対する大自然の脅威である点に変わりはない。

祠、石碑、地蔵の数々には、ツツガムシ病に対して警戒を怠るな、恐ろしさを語り継げ、油断するな、という先人の尊い教えが宿っている。

日本には古来より、「変わりなく元気であること」「無事で安全であること」「旅人が無事に帰ってくること」を意味する場合の言葉として、「つつがなき」「つつがなく」が用いられてきた。

新潟、秋田、山形の3県での「つつがなき」「つつがなく」は、まごうことなくツツガムシ病にかからないことを意味した。

ツツガムシ病は、今日も日本全国で発生している感染症である。

新潟県、秋田県、山形県の祠、石碑、地蔵が語りかける「つつがなき」「つつがなく」の言葉の重みは、高度な科学を擁する現代社会であっても通用し、今後も朽ちることはない。

あとがき

ツツガムシ病という恐ろしい病気がある――と私が知ったのは、いつ頃だったか。
私は1990（平成2）年、都内にある明治薬科大学に入学した。クラスメイトに秋田県出身の女性がおり、「秋田県と言えば、ツツガムシ病との闘いが有名だよね」と話し、やり取りの中で私は「秋田市に行ったことはあるけれど、いつかは大曲市（当時）にある恙虫病研究所を訪ねてみたい」と述べた記憶がある。断片的な知識ではあれ、10代後半から20歳前後にはツツガムシ病の情報を自分なりに収集していたのだろう。

日本におけるツツガムシ病との闘いについて、一冊の本にまとめることは私にとって、20年来の念願であり、また、自らの宿題と思っていた。それはツツガムシ病の研究に大きく貢献した東大名誉教授の佐々学氏との出会いがあったからだ。

私の処女作は1992（平成4）年、奄美・沖縄に棲息する毒蛇ハブの咬症のすさまじい実態と血清造りに心血を注いだ医学者のノンフィクション『毒蛇』だった。1994（平成6）年に刊行した3冊目の単行本が八丈小島、愛媛県、鹿児島県、沖縄県でかつて猖獗を極めたフィラリア症の克服を描いた『フィラリア　難病根絶に賭けた人間の記録』であった。

『フィラリア』で、私は佐々学氏をフィラリア根絶における最大の功労者と位置づけ、取材で大変お世話になったのだ。

佐々氏は１９５８（昭和33）年に東大医学部教授、１９６８（昭和43）年から2期6年にわたり東大医科学研究所所長、１９７７（昭和52）年より3年間、国立公害研究所所長（現・国立環境研究所）を歴任後、１９８２（昭和57）年から１９８７（昭和62）年まで、富山医科薬科大学（現・富山大学医学部、薬学部）の学長、１９９０（平成2）年から１９９５（平成7）年まで富山国際大学の初代学長を務めた。

１９７６（昭和51）年に紫綬褒章、１９７９（昭和54）年に「フィラリア病の疫学と駆除に関する研究」で第23回野口英世記念医学賞、１９８８（昭和63）年には勲二等旭日重光章など、多くの受章・受賞でも功績の大きさが示されている。

私が佐々氏に初めて面会したのは、富山国際大学の学長時代の１９９２年10月だった。風土病の克服に壮大な人間ドラマ、ヒューマニズムを感じる私を佐々氏は好意的に受け入れて下さり、「小林さん、是非、ツツガムシ病も書いて下さい。よろしく」と言われ、新潟県の横越村はじめ有毒地での惨状、自らの体験や伯父である緒方規雄や多くの医学者の苦労を熱く語られ、洋の東西を問わず、数々の学術論文、文献を提供して下さった。

浅学非才の身にとって、ツツガムシ病との闘いの舞台となった新潟県、秋田県、山形県のかつての有毒地を訪ね、文献を通じてツツガムシ病の何たるか、を理解するのに20年以上を要した、費やしてしまった、ということでもある。

その間に山梨、広島、福岡、佐賀の4県における風土病として多くの悲話を生んできた日本住血吸虫症の根絶史を描いた『死の貝』、日本人で初めてエボラ出血熱の現場で診療にもあたり、日本初の女性検疫所長として活躍した感染症の専門家・岩崎恵美子氏を描いた『検疫官 ウイルスを水際で食い止める女医の物語』を刊行したが、これらの取材、執筆の過程もツツガムシ病を理解する上で必要不可欠な作業であった、と今、実感する。

加えて、ネット社会の発達のおかげで、貴重な文献が古書店やオークションのサイトで気軽に購入できたのにはおおいに助けられた。東京・神田の古書街を一日巡っても果たして巡り会えるか、という文献も、全国レベルで瞬時に検索できた。

また、愛知医科大学医学部の感染・免疫学講座講師の角坂照貴氏との出会いは大きかった。ダニが媒介する感染症が専門の角坂氏の研究室で、私は生きたアカツツガムシの幼虫と成虫を顕微鏡下で直に観察する機会に恵まれ、角坂氏撮影の写真も拝借できるに至った。

幼虫は、直径2・5センチ、高さ4・5センチのスチロール製の10ミリリットルの瓶に入れられ、炭を加えた石膏の上を這い回っていた。スチロール瓶の蓋は閉じられていても、手に取って顔を近づけると幼虫は活発に動き出した。蓋が閉じられている状態ではあれ、顔の接近による微量な呼気の二酸化炭素（炭酸ガス）の流れと、手のぬくもりを察知したらしかった。

成虫はシャーレの中におり、幼虫と同じく炭を加えた石膏を敷いてあることで肉眼での観察も可能だったが、顕微鏡ではビロード状の毛をしっかりと確かめることができた。写真でしか見たことがなかった中で、橙赤色の幼虫と成虫が動く姿、とりわけ幼虫の活発な動きには生命の神秘を感じつつ、往時の医学者が病原体を追った歴史の重みを考えさせてくれた。

角坂氏が、同大学の研究室でアカツツガムシとフトゲツツガムシを飼育して30年以上になるという。卵から孵化した幼虫をマウスに吸着させて満腹させるが、若虫や成虫の餌はトビムシの卵である。トビムシもあわせて30年以上、飼育している。

かつてはリケッチアを持つ有毒のツツガムシも研究室で確認されたが、現在は安全面から無毒のもののみ飼育する。世界でも数少ないツツガムシの飼育を行っている角坂氏は、学生への講義で実物を見せるのはもちろん、医療関係者や一般を対象とした啓蒙目的の講演にも持参して、知名度はあっても滅多にお目に掛かれないツツガムシの幼虫や成虫をじっくり見てもらっている。

２０１２（平成24）年の6月2日から8月26日に秋田市の秋田県立博物館で開催された「平成24年度　秋田の先覚記念室企画コーナー展　ツツガムシに挑んだ秋田の医師たち　～田中敬助・寺邑政徳～」においても、角坂氏が提供した生きたツツガムシの幼虫、成虫が展示された。

角坂氏はツツガムシ幼虫の唾液腺中におけるリケッチアの電子顕微鏡写真撮影に成功したのをはじめ、数々の成果を斯界に発表してきた。「ビロード状の毛で全身が被われた若虫や成虫は、ミクロの世界の生き物ですが、毛繕いもしますよ」「ツツガムシ病は明治、大正期の天才病理学者が病原体解明にしのぎを削り、また、戦後は佐々一門をはじめ多くの秀才たちが生態を解明した感染症です。その後、我々の世代が少しずつ穴埋めを行っている次第です」と語られた。

研究室では、秋田県の雄物川流域で採集したアカツツガムシも飼育している。

「冬季の冷え込みが厳しい新潟、秋田、山形の3県に南方系の生態をもつアカツツガムシがなぜ、棲息するようになったのか……これは今も謎です」と述べられたのは印象に残った。

さて、佐々学氏は２００６（平成16）年４月、90歳で逝去された。お元気なうちに本書をお届けできなかったことは申し訳ない限りである。

２０１５（平成27）年７月から８月は、東大伝染病研究所時代の長与又郎が山形県の谷地で現地調査を行ってから１００年（50日にわたり、宿泊し、研究室を置いた旅館「対葉館」は２０１０年頃に歴史に幕を閉じた。老朽化もしていた「対葉館」は壊され、新たな物件が建てられている）、２０１６（平成28）年は佐々氏の生誕１００年（佐々氏は１９１６年３月14日生まれ）を迎え、門下生らによる生誕１００年記念事業も大々的に行われている。

こうした節目に本書を刊行できたのは、縁というものかもしれない。

佐々氏から多くの教えを頂いたが、ツツガムシ病の研究は日本医学における輝かしい金字塔と何度も強調されていたことは忘れられない。１９７８（昭和53）年に刊行された佐々氏の著書『アジアの疾病』には次のような一節がある。私が本書をまとめるにあたって、原動力の１つともなり、20年余、考えさせられてきた文言でもある。

「この恙虫病という、ひろくアジアで多くの死亡者さえ出している病気の研究史において、その独立疾患としての概念の確立から伝染経路の解明、病原媒介動物の確定はもとより、病原体の発見にいたるまでそのすべてが日本人研究者たちの努力で解明されてきた。さらに戦後の研究もいちじるしい。にもかかわらずノーベル賞はおろか学士院賞さえもこの研究に対しては与えられていないという事情にはあまりにはげしい日本人学者間の競争意識がわざわいしていたものと思われる」

ライバルがいたからこそ研究は進んだ、とも言えるが、ツツガムシ病は日本人の勤勉さ、優しさ、実直さがあったからこそ解明できたのではないか、と私には思えてならない。つつがなし、つつがなき世の中を創るためにという真摯な思いを胸に抱いて……。

本書をまとめるにあたり、国立感染症研究所には貴重な資料写真を快くご提供を賜り、前出の愛知医科大学の角坂照貴氏には長年の研究に基づく資料写真とデータを頂戴し、馬原アカリ医学研究所（徳島県阿南市）所長の藤田博己氏にはツツガムシ病の診断法についてご教示を賜り、青山学院大学文学部教授の飯島渉氏には『諸病源候論』の和訳を頂いた。深く感謝を申し上げたい。

そして、中央公論新社学芸局の木佐貫治彦氏、デザイン室の三浦彩子氏および校閲を担当して頂いた方々ら、多くの方にお世話になった。厚く御礼を述べさせて頂く次第である。

2016（平成28）年5月

小林照幸

◆主要参考文献

（発刊年月順に記述。百科事典、地名事典、新聞縮刷版、学術誌紙、雑誌、市町村要覧、観光案内パンフレット等は省略する。本文で長與又郎の長與は長与としているが、参考文献では用いられた表記をそのまま記す）

『蛍草』　久米正雄（春陽堂　１９１８年）
『細菌への挑戦』　緒方規雄（日本放送出版協会　１９４０年）
『熱帯衛生必携』　海軍省教育局（海軍省教育局　１９４１年）
『長與又郎伝』　長與博士記念会（長與博士記念会　１９４４年）
『疾病と動物』　佐々学（岩波書店　１９５０年）
『恙虫と恙虫病』　佐々学（医学書院　１９５６年）
『日本恙虫病　パラ恙虫病』　緒方規雄（医歯薬出版　１９５８年）
『河北町誌編纂資料編第三十一輯　最上川流域の恙虫病とわが郷土』　木村正太郎・堀口昌吉（河北町誌編纂委員会　１９５９年）
『風土病との闘い』　佐々学（岩波書店　１９６０年）
『河北町の歴史　中巻』　河北町誌編纂委員会（河北町　１９６６年）
『ノミはなぜはねる』　佐々学（新宿書房　１９７０年）
『ある医学史の周辺　風土病を追う人と事蹟の発掘』　森下薫（日本新薬　１９７２年）
『日本の風土病　病魔になやむ僻地の実態』　佐々学（法政大学出版局　１９７４年）
『熱帯病の予防　熱帯地での健康な生活のために』　ロス熱帯衛生研究所編集　石井明訳（新宿書房　１９７５年）
『佐々学教授退職記念出版　佐々先生と30年　佐々学教授退職記念文集』　東京大学医科学研究所寄生虫研究部編（佐々学教授退職記念事業会　１９７６年）
『アジアの疾病』　佐々学編（新宿書房　１９７８年）

『臨床寄生虫学カラーアトラス』　山口富雄（南江堂　１９８０年）
『恙虫病』　寒河江市西村山郡医師会資料調査委員会（寒河江市西村山郡医師会　１９８２年）
『自然こそわが師　医学と動物学の接点を歩んで』　佐々学（東京大学出版会　１９８５年）
『佐々学学長退官記念誌』　富山医科薬科大学内佐々学学長退官記念事業会（富山医科薬科大学内佐々学学長退官記念事業会　１９８８年）
『恙虫病研究夜話』　宮村定男（考古堂書店　１９８８年）
『江戸時代　人づくり風土記　５　秋田』　佐々木俊介・加藤秀俊他（農山漁村文化協会　１９８９年）
『医学の進歩と病気の予防』　佐々学（富山県民生涯学習カレッジ　１９９０年）
『寄生虫学新書　改訂第８版訂正』　吉村裕之・上村清・近藤力王至（文光堂　１９９０年）
『新ツツガ虫病物語』　須藤恒久（無明舎出版　１９９１年）
『伝染病研究所・医科学研究所の１００年』　東京大学医科学研究所１００周年記念委員会（東京大学医科学研究所　１９９２年）
『ツツガ虫病を暴く』　須藤恒久（秋田魁新報社　１９９６年）
『ダニにまつわる話』　青木淳一（筑摩書房　１９９６年）
『エマージングディジーズ』　竹田美文・五十嵐章・小島荘明（近代出版　１９９９年）
『感染症の診断・治療ガイドライン』　感染症の診断・治療研究会編（日本医師会　１９９９年）
『長與又郎日記　近代化を推進した医学者の記録　上』　小高健（学会出版センター　２００１年）
『微生物学　病原微生物の基礎　改訂第５版』　柳原保武・多村憲（南江堂　２００６年）
『ツツガムシに挑んだ秋田の医師たち　～田中敬助・寺邑政徳～』（秋田県立博物館　２０１２年）
『長与又郎　日本近代医学の推進者』　小高健（考古堂書店　２０１２年）
『佐々学先生と私・史料集』　山内健生編（佐々学生誕１００年記念事業実行委員会　２０１６年）
『ダニのはなし　人間との関わり』　島野智久・高久元編（朝倉書店　２０１６年）

本書は書き下ろし作品です

小林照幸（こばやし・てるゆき）
1968（昭和43）年、長野県生まれ。ノンフィクション作家。明治薬科大学在学中の1992（平成４）年、奄美・沖縄に生息するハブの血清造りに心血を注いだ医学者を描いた『毒《ど》蛇《へび》』（TBSブリタニカ・文春文庫）で第１回開高健賞奨励賞を受賞。1999（平成11）年、終戦直後から佐渡でトキの保護に取り組んだ在野の人々を描いた『朱鷺《とき》の遺言』（中央公論社・中公文庫・文春文庫）で第30回大宅壮一ノンフィクション賞を受賞。信州大学経済学部卒。明治薬科大学非常勤講師。著書に『フィラリア　難病根絶に賭けた人間の記録』（TBSブリタニカ）、『死の貝』（文藝春秋）、『検疫官　ウイルスを水際で食い止める女医の物語』（角川文庫）、『闘牛』（毎日新聞社）、『ペット殺処分　ドリームボックスに入れられる犬猫たち』（河出文庫）、『パンデミック　感染爆発から生き残るために』（新潮新書）、『野の鳥は野に　評伝・中西悟堂』（新潮選書）、『熟年性革命報告』（文春新書）など多数。

死《し》の虫《むし》
――ツツガムシ病《びょう》との闘《たたか》い

2016年６月25日　初版発行

著　者　小《こ》林《ばやし》照《てる》幸《ゆき》
発行者　大橋善光
発行所　中央公論新社
〒100-8152　東京都千代田区大手町1-7-1
電話　販売 03-5299-1730　編集 03-5299-1840
URL http://www.chuko.co.jp/

ＤＴＰ　今井明子
印　刷　三晃印刷
製　本　小泉製本

©2016 Teruyuki KOBAYASHI
Published by CHUOKORON-SHINSHA, INC.
Printed in Japan　ISBN978-4-12-004862-3 C0036
定価はカバーに表示してあります。
落丁本・乱丁本はお手数ですが小社販売部宛にお送り下さい。
送料小社負担にてお取り替えいたします。

●本書の無断複製（コピー）は著作権法上での例外を除き禁じられています。
また、代行業者等に依頼してスキャンやデジタル化を行うことは、たとえ個人や家庭内の利用を目的とする場合でも著作権法違反です。